LA GROSSESSE

DANS SES RAPPORTS

AVEC LES MALADIES DU CŒUR

PAR

Georges CASANOVA,

Docteur en médecine de la Faculté de Paris,

PARIS

A. PARENT IMPRIMEUR DE LA FACULTÉ DE MÉDECINE

RUE MONSIEUR-LE-PRINCE 29 ET 31

1876

LA GROSSESSE

DANS SES RAPPORTS AVEC

LES MALADIES DU CŒUR

LA GROSSESSE

DANS SES RAPPORTS

AVEC LES MALADIES DU CŒUR

PAR

Georges CASANOVA,

Docteur en médecine de la Faculté de Paris,

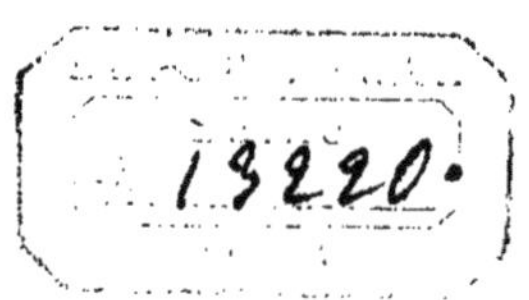

PARIS

A. PARENT IMPRIMEUR DE LA FACULTÉ DE MÉDECINE

RUE MONSIEUR-LE-PRINCE 29 ET 31

1876

LA GROSSESSE

DANS SES RAPPORTS AVEC

LES MALADIES DU CŒUR

INTRODUCTION.

Grâce à de nombreux travaux, en tête desquels il faut placer ceux de l'illustre professeur Bouillaud, il y a déjà plus d'une quarantaine d'années que les maladies du cœur sont bien connues et que le diagnostic en est devenu facile, mais l'étude des rapports de la grossesse avec la pathologie cardiaque est de date toute récente, et c'est à peine s'il y a quatre ou cinq ans que l'attention des médecins et principalement des accoucheurs est éveillée sur cette question importante. Une ou deux thèses ont déjà été publiées à ce sujet; M. Ollivier a fait connaître l'influence exercée par la grossesse sur la production de certaines maladies du cœur, enfin M. Peter et M. Germain Sée ont traité, dans leurs cliniques, des accidents provoqués par la grossesse chez les malades déjà atteintes d'une affection cardiaque. Mais tout cela est peu connu, il y a encore beaucoup de points obscurs qu'il faudrait éclaircir; j'ai en outre à ma disposition quelques faits, et un auteur allemand, Heinrich Fritsch, a publié récemment quatre observations intéressantes dont je dois la traduction à l'obligeance de M. Ernest Hausman;

c'est pour cela que j'ai décidé à mon tour de revenir sur ce sujet et de lui consacrer ma thèse inaugurale.

Quelques mots suffiront pour faire connaître le fond de ce travail. Après un aperçu général sur la grossesse, considérée comme cause générale de maladies, j'ai étudié en premier lieu quelles sont les affections du cœur qui peuvent se développer sous l'influence de la grossesse, puis j'ai passé en revue les accidents qu'on voit survenir chez la femme enceinte déjà atteinte d'une lésion organique, enfin j'ai essayé de montrer qu'il y a des cas nombreux où il est permis de provoquer l'accouchement prématuré et même l'avortement.

CHAPITRE I.

LA GROSSESSE CONSIDÉRÉE COMME CAUSE GÉNÉRALE DES MALADIES.

Ce sera pour longtemps une question difficile que celle de savoir jusqu'à quel point la grossesse peut être considérée comme une cause de maladie, et quelles sont au juste les modifications qui se produisent dans l'organisme de la femme pendant l'époque de gestation. Quoi qu'on en ait pensé pendant longtemps, il est aujourd'hui certain que les recherches de MM. Andral et Gavarret, sur la composition du sujet, ne nous ont point éclairé beaucoup à ce sujet ; cependant comme elles ont servi à nous rendre compte des phénomènes de chlorose qu'on observe chez la femme enceinte, et que d'ailleurs elles ont été l'origine de certaines théories, il est bon de les rappeler en quelques mots.

Pendant les six premiers mois de la grossesse, la fibrine reste normale ou inférieure à son chiffre physiologique ; dans les trois derniers et surtout aux approches de la parturition, de 3 pour 1000, elle s'élève jusqu'à 7 et 8 pour 1000. Les globules et l'albumine suivent une loi de décroissance inverse ; ainsi le chiffre de l'albumine tombe de 70 à 68 et 66, et la masse des globules ne fournit plus que 117 parties pour 1000 pendant les sept premiers mois et 101 parties pour 1000 pendant les deux derniers mois. Ajoutons enfin qu'il y a, pendant la grossesse, une exhalation plus grande d'acide carbonique à la surface du poumon et que l'eau du serum sanguin augmente, tandis que les matériaux solides subissent une diminution notable.

Parmi ces diverses modifications du sang, c'est à l'accroissement de la fibrine qu'on attribuait, jusqu'à ces dernières années, une importance considérable. Monneret partait de là pour dire qu'il existait pendant l'état puerpéral une véritable *diathèse inflammatoire*, se prêtant merveilleusement à la production des différentes phlegmasies aiguës ou chroniques qui viennent frapper, soit les organes thoraciques, soit plus particulièrement l'utérus et ses annexes. Cette théorie ne manquait pas d'être ingénieuse, mais les recherches de la science actuelle sont venues la saper par sa base. En effet, il est à peu près généralement admis aujourd'hui que l'opinion traditionnelle, qui considère la fibrine comme la substance organo-plastique par excellence, doit être tenue pour erronée ; la fibrine ne constituerait au contraire, suivant Marchant, (1) qu'un détritus organique, versé par résorption dans la circulation et éliminé par les excrétions de l'économie, après avoir subi une série d'opérations regressives, résultant d'une combustion continue qui prend son origine dans les poumons ; d'où il s'en suit que c'est à la gêne de la fonction respiratoire qu'il faut attribuer, pendant la grossesse, l'accumulation de la fibrine dans le sang. La preuve, c'est que cette accumulation n'existe point à toutes les époques de la grossesse ; selon Andral, en effet, pendant les six premiers mois, alors que le fœtus est arrivé à un point de développement, qu'il pourrait vivre par lui-même, il y a une diminution notable de la quantité de la fibrine dans le sang de la mère. Comment expliquer cette différence ? C'est qu'alors l'utérus acquiert un tel développement qu'il retrécit la cavité thoracique, gêne comme nous le disions tout à l'heure la fonction respiratoire, ét, de même que dans toutes les affections du poumon, amène l'arrêt de la fibrine du sang.

L'idée d'une diathèse inflammatoire n'est donc plus soutenable, mais ce serait aller d'un extrême à l'autre que

(1) Journal de Bruxelles, 1873.

de dire avec Stoltz, que l'état puerpéral n'a aucune influence sur le développement des maladies de la femme.

Est-ce que M. Ollivier, encore mieux que tout autre, n'a pas montré que dans certaines circonstances qui ne sont déjà que trop fréquentes, on voit se développer des maladies aiguës ou chroniques, dont l'origine manifeste est l'état puerpéral. Hypertrophie du corps thyroïde, ostéomalacie, myocardite, endocardite, néphrite albumineuse, folie puerpérale, ictère simple et ictère grave, sclérose même du foie, voilà tout autant de maladies dont la grossesse peut être le point de départ.

Aussi bien, sans vouloir cependant comme Monneret, faire appel à ne je ne sais quelle diathèse inflammatoire et prétendre que la femme enceinte est toujours en « imminence morbide, » nous ne doutons pas un seul instant que la grossesse ne joue un rôle étiologique important, et que chez certaines femmes offrant des dispositions favorables, on ne voit surgir des maladies, les unes passagères, les autres permanentes et continuant à évoluer lentement en dehors de l'état puerpéral.

Le difficile n'est pas de constater les faits, c'est d'en faire connaître la pathogénie, c'est-à-dire d'indiquer le mécanisme suivant lequel la grossesse peut engendrer ces diverses maladies. Nous avons déjà donné suffisamment à entendre que nous n'admettons pas le rôle prépondérant qu'on veut faire jouer aux altérations du sang ; il ne nous reste, avant d'émettre une opinion personnelle, à faire connaître la théorie de M. Ollivier.

Voici donc les principaux passages que nous trouvons aux conclusions de son mémoire : « Laissant de côté les altérations du sang dans la grossesse, nous ne trouvons dans cet état physiologique qu'un seul élément, le fœtus. Par sa présence dans l'utérus, il peut être le point de départ d'actions réflexes diverses, je dis que c'est dans certains cas seulement ; en effet, ces accidents de la grossesse sont relativement rares ; mais personne ne met en doute la réalité des convulsions réflexes causées par la présence des vers intestinaux, et cependant le nombre est immense des enfants qui ont des oxyures sans avoir des convulsions. Ces actions réflexes se résument en des troubles vasomoteurs qui ont pour conséquence la congestion des différents viscères. Ces troubles peuvent être passagers, c'est un fait que chacun sait et admet sans discussion ; ils disparaissent après la délivrance : *ablata causa tollitur ejectus*. Mais le fait sur lequel j'ai insisté est le suivant : ces congestions viscérales peuvent persister d'une façon latente et amener quelquefois des lésions organiques dont la cause première resterait toujours inconnue si on ne songeait à la grossesse. » (1).

Cette manière de voir tendrait à faire considérer le fœtus comme une espèce de corps étranger, comme une sorte d'épine, pour parler le langage de la vieille école, dont l'irritation longtemps prolongée finirait par donner naissance à des manifestations pathologiques de diverses espèces. Cette théorie n'est pas de nature à convaincre ; de simples phénomènes réflexes s'étendant à tout l'organisme et produisant des effets si intenses qu'ils engendreraient des réactions inflammatoires ; un fœtus, qui pourtant est un corps organisé presque comparable à une grosse tumeur, et fait pour ainsi dire partie intégrante de l'organisme sur lequel il est greffé, donnant lieu directement et par le seul fait de sa présence dans l'utérus à des troubles *nutritifs*, dans la plupart des organes de la mère ; la fonction de génération en définitive la plus importante de l'espèce animale, devenant pour la femme, indépendamment de toute circonstance

(1) **Archives de Médecine 1873.**

extérieure la source de désordres graves, tandis que pour l'homme elle est tout à fait innocente, tout cela me semble difficile à admettre.

Mais je dois avouer que, si la critique est facile, il n'est pas aussi aisé de formuler une théorie acceptable ; cependant s'il m'était permis d'émettre une opinion, voici ce que je dirais : Oui, les congestions qui, pendant la grossesse, surviennent spontanément dans différents organes, sont le point de départ et pour ainsi dire le premier degré d'inflammations aiguës ou chroniques, mais ces congestions on ne saurait les considérer comme de simples phénomènes réflexes, elles sont dues au contraire à l'hypertrophie et à l'activité circulatoire prodigieuse, presque fébrile, qui existe pendant toute la durée de la gestation. Or, cette hypertrophie et cette activité circulatoire, ce ne sont pas pour moi de simples phénomènes *réflexes* et pour ainsi dire *accidentels*, mais bien des phénomènes *spontanés* et *nécessaires*, à tel point que je ne pourrais admettre que le fœtus puisse se développer et arriver à bonne fin, si la circulation de la mère ne recevait une impulsion suffisante pour apporter au nouvel être tous les matériaux de sa nutrition. Si, à côté de cela, on fait la part de certaines influences mécaniques et de l'appauvrissement du sang, nous pensons qu'on aura une idée assez juste du rôle joué par la grossesse dans l'étiologie des maladies.

CHAPITRE II.

INFLUENCE DE LA GROSSESSE POUR LA PRODUCTION DES MALADIES CARDIAQUES.

Le cœur peut subir, sous l'influence de l'état de grossesse, des modifications de différente nature. Ces modifications, les unes physiologiques, les autres pathologiques, portent tantôt sur le muscle cardiaque lui-même, tantôt sur l'endocarde et spécialement sur les valvules.

Hypertrophie passagère ou physiologique. — C'est en 1828 que Larcher signala le premier cette particularité intéressante, que la grossesse peut être une cause d'hypertrophie du cœur, ou pour mieux dire du ventricule gauche. Cette assertion fut d'abord combattue avec vivacité, principalement par Rochoux, mais, en 1846, Ducrest, interne de Beau, et plus récemment un accoucheur distingué, M. Blot, sont venus confirmer les recherches de Larcher. Ducrest en effet trouva que sur 100 femmes mortes en couche et âgées de 20 à 30 ans, les parois du ventricule gauche avaient en moyenne 0,016 d'épaisseur, c'est-à-dire 5 millimètres de plus que le chiffre normal indiqué par M. Bizot. Quant à M. Blot, il a procédé différemment ; il a pesé le cœur et il a trouvé que la moyenne du poids total était de 291 grammes, tandis qu'il n'est, comme on le sait, que de 220 à 230 grammes à l'état normal chez une femme adulte.

Tout le monde est donc aujourd'hui d'accord pour admettre l'hypertrophie, mais lorsqu'il s'agit d'expliquer comment elle se produit, les divergences sont nombreuses. Comme nous l'avons déjà indiqué dans le précédent chapitre, M. Ollivier pense que cette hypertrophie est tout simplement la conséquence de la suractivité imprimée à la nutrition de divers organes par la présence du fœtus dans la cavité utérine. Nous faisons à cette théorie une objection que nous croyons décisive. Si l'hypertrophie du cœur est l'effet d'une irritation nutritive, comment se fait-il que l'irritation ne porte que sur le ventricule gauche et qu'elle n'atteigne pas tout le cœur en même temps ; puisque la lésion est locale et limitée, on ne peut sans illogisme. recourir pour l'expliquer à une cause générale.

M. Peter (1) donne une explication qui semble plus plausible, en faisant valoir l'augmentation que subit la masse du sang ; mais ici, comme tout à l'heure, on peut répondre que dans ce cas les deux ventricules devraient être hypertrophiés et de plus on sait que la masse du sang ne commence à augmenter d'une façon un peu notable qu'à partir du quatrième ou cinquième mois, tandis que le cœur commence à s'hypertrophier, à partir des premiers jours de la grossesse, et augmente proportionnellement à l'utérus jusqu'au dernier terme de la gestation.

M. Maurice Reynaud pense que la raison de cette hypertrophie se trouve dans un accroissement de la tension aortique occasionné par la compression que l'utérus gravide exerce sur la partie inférieure de ce tronc et sur les artères iliaques (2). Pas plus que les autres tumeurs de bas-ventre (kystes de l'ovaire, tumeurs fibreuses, etc.), il ne paraît pas évident que la tumeur utérine provoque, d'une façon mécanique, l'hypertrophie du cœur. Qu'on réfléchisse plutôt, à ce qui se passe du côté de la circulation utérine et utéro-placentaire, et l'on comprendra facilement qu'elle est la cause du

(1) Peter. Clinique médicale.
(2) Nouveau dict. de méd. et de chir. prat., art. Cœur.

processus hypertrophique ; cette circulation prend tous les jours une extension plus considérable, elle se fait à travers des vaisseaux tortueux, et pourtant, il faut que le sang afflue en quantité *considérable* et d'une façon *très-rapide*, car ce n'est qu'à cette condition qu'il pourra apporter au fœtus tous les éléments de sa nutrition, et de son hématose; de là surcroît de travail imposé au muscle cardiaque, les efforts continuels qu'il est obligé de déployer et son hypertrophie consécutive.

Hypertrophie permanente ou pathologique. — Dans la grande majorité des cas, l'hypertrophie développée sous l'influence de la gestation est passagère comme la cause qui l'a produite : elle s'accroît lentement jusqu'au moment de l'accouchement, puis à partir de la délivrance, par un phénomène de résorption probablement analogue à celui qui se passe du côté de l'utérus, elle disparaît rapidement sans laisser aucune trace après elle. Dans certains cas cependant elle peut persister. continuer lentement son évolution et ne donner lieu à des symptômes graves qu'au bout d'un temps plus ou moins long. L'observation suivante, que j'emprunte au mémoire de M. Ollivier, est un exemple frappant de cette hypertrophie cardiaque ayant continué sa marche après l'accouchement.

Obs. I. — Au mois de septembre 1867, une femme âgée de 38 ans, de robuste apparence, se présente à la consultation du Bureau central d'admission des hôpitaux, se plaignant de dyspnée et de palpitations. La face était animée sans toutefois être cyanosée. La respiration était fréquente; mais il n'existait ni toux ni expectoration. La percussion et l'auscultation ne firent du reste rien découvrir d'anormal dans les organes respiratoires. La pointe du cœur battait dans le sixième espace intercostal, à 2 centimètres en dehors du mamelon. L'impulsion était énergique et se faisait sentir dans une grande étendue. La matité cardiaque, considérablement augmentée, mesurait environ 8 à 9 centimètres carrés. A l'auscultation, on n'entendait ni frottement péricardique, ni souffle endocardique; mais les claquements vasculaires étaient très-éclatants, à timbre métallique. Le pouls radial était plein, vibrant et régulier et les parois de l'artère avaient conservé leur souplesse normale. Il n'y avait aucune trace d'œdème et les urines ne contenaient point d'albumine.

Cette femme, dont les antécédents hygiéniques étaient très-bons, —aucun excès alcoolique, aucunes privations, — avait toujours joui d'une bonne santé. Les règles avaient toujours été régulières et jamais elle n'avait présenté de symptômes hystériques. Mariée à l'âge de 28 ans, elle eut deux enfants dans les trois premières années de son mariage, et depuis cette époque elle ne cessa d'être souffrante. Vers le septième mois de sa seconde grossesse (à la première grossesse elle ne ressentit rien de pareil), elle commença à se plaindre de palpitations.

L'accouchement se fit sans accidents, mais les palpitations ne discontinuèrent plus. Une émotion, une marche précipitée, l'ascension d'un escalier les rendaient très-violentes. Peu à peu, aux battements du cœur se joignit la gêne de la respiration et aujourd'hui ces deux symptômes sont tellement prononcés qu'ils constituent pour elle une véritable infirmité.

J'ai revu cette femme six mois plus tard ; les palpitations et la dyspnée étaient aussi accusées que lors de mon premier examen.

En lisant cette observation, il ne peut y avoir, comme M. Ollivier le fait remarquer avec raison, aucun doute sur la véritable cause du développement énorme du cœur. Il n'y a en effet aucune maladie antérieure de l'endocarde. On ne peut rattacher cette hypertrophie ni à l'alcoolisme ni à l'athérome artériel, pas plus qu'à une maladie de Bright ou à des émotions vives et répétées, par conséquent elle doit être considérée comme tout à fait primitive.

Dans le cas qui procède, le processus nutritif du myocarde a subi une déviation anomale, il n'a pu être enfermé dans les limites physiologiques, dès lors on conçoit qu'après la parturition la phase de régression ne se soit pas produite. Il ne faut pas exagérer la fréquence de pareils accidents, mais encore faut-il savoir qu'ils sont possibles, et comme l'hypertrophie cardiaque est assez fréquente, on pourra remonter à l'origine de la maladie, et si l'on trouve que la grossesse a

joué un rôle, il me semble qu'il serait assez logique et
même prudent de conseiller à la malade d'éviter de nouvelles conceptions.

Myocardite ou dégénérescence graisseuse. — Il y a
encore une lésion plus grave que l'hypertrophie permanente,
qui peut atteindre le muscle cardiaque. Si les modifications
apportées à la nutrition du cœur dépassent en effet certaines limites, si le processus irritatif est trop actif, il peut se
développer une inflammation franche du myocarde, caractérisée par des foyers de ramollissement ou bien une dégénérescence graisseuse, d'origine toujours inflammatoire.
Ces lésions sont rares et on n'en connaît guère la véritable
nature qu'après l'autopsie; cependant M. Ollivier n'hésite
pas à en affirmer l'existence en se fondant sur sa propre
expérience aussi bien que sur les faits rapportés par les
auteurs.

L'observation la plus importante est empruntée à
Spiegelberg. Cet auteur l'intitule ainsi : « Mort subite trois
jours après l'accouchement. Rupture du ventricule gauche
à la suite d'une myocardite aiguë, sans cause appréciable. »
Voici le résumé de cette observation.

Obs. II. — S... R..., enceinte pour la seconde fois, entre le 31 mars 1866
à la Maternité de Fribourg en Brisgau. Ni le jour de son admission à l'hôpital, ni le 4 avril, au moment où Spiegelberg l'examina, cette femme ne
présente rien de particulier.

Elle déclare en outre n'avoir jamais eu de maladies sérieuses. Le 9 avril
elle accouche à terme avec de fortes douleurs qui durèrent peu de temps.

Le 12 au matin, sans avoir accusé le moindre malaise elle est subitement
prise par un accès convulsif qui se termine par la mort au bout de cinq
minutes.

L'autopsie faite par le professeur Kusmaul donne les résultats suivants

La cavité du péricarde est distendue par onze onces de sang, en partie
liquide, en partie coagulé. Le cœur est contracté ; son volume dépasse un
peu celui du poing d'une femme, la pointe du ventricule gauche présente

une saillie hémisphérique. Sous le péricarde, il existe beaucoup de graisse, principalement vers la pointe et autour des vaisseaux. La surface de la séreuse est lisse partout, excepté au niveau de la pointe du ventricule gauche, là où l'épithélium a disparu dans une étendue de 11" de long sur 6" de large. Il existe en ce point une déchirure longue de 5" qui est verticale et intéresse toute la paroi épaissie du muscle cardiaque, dont les fibres apparaissent jaunâtres et parsemées d'ecchymoses. A la pointe, la paroi est excavée et ramollie depuis la face interne du ventricule jusqu'au péricarde qui est épaissi. Dans les autres parties du ventricule, le tissu, quoique encore mou, a cependant une consistance plus ferme : il présente une coloration gris jaunâtre. Le ventricule droit est plus consistant : il a une couleur jaune brune. Le cœur tout entier, du reste, est flasque et cassant.

Les valvules sont normales et la surface interne de l'aorte est parfaitement lisse.

Les poumons n'ont subi qu'une faible rétraction.

Le lobe supérieur du poumon gauche paraît très-congestionné. Au sommet, il existe un noyau induré, de couleur noirâtre, ainsi que quelques nodules tuberculeux grisâtres et ramollis. Des nodules de même nature se voient aussi au sommet du poumon droit. Les branches de l'artère pulmonaire ne présentent aucune altération. Les bronches contiennent une matière purulente. La muqueuse de la trachée, tuméfiée et injectée, est recouverte d'un mucus grisâtre. Les ganglions bronchiques sont noirâtres et volumineux. Le corps thyroïde transformé en deux tumeurs du volume d'un œuf de poule, est rempli de matière colloïde. L'estomac et l'intestin sont très-distendus, la rate est un peu grosse et molle. Le foie est volumineux et ramolli, les voies biliaires sont perméables et la vésicule ne renferme qu'une petite quantité de bile. Les reins son très-injectés ; les veines de la muqueuse du bassinet présentent des dilatations variqueuses. L'utérus fait une saillie notable dans l'abdomen ; il a encore le volume des deux poings réunis et son tissu ne paraît point altéré. Rien à noter du côté des ovaires. La dure-mère est très-adhérente aux os du crâne. Il existe de nombreuses ostéophytes à la face interne de ces os. Les sinus contiennent une assez grande quantité de sang liquide. L'arachnoïde et la pie-mère ne sont pas altérées. Quant à l'encéphale, il est pâle et de consistance un peu molle. Les ventricules semblent rétrécis.

On voit par les détails qui précèdent qu'on a ici sous les yeux un exemple remarquable de myocardite aigue à marche rapide. Quant aux observations de *dégénérescence graisseuse*, elles sont bien plus nombreuses ; il est vrai que jusqu'à présent l'influence de la grossesse avait été méconnue, qu'on n'attachait pas grande importance à ces lésions pour expliquer les cas de mort subite, mais il n'est que juste de revenir aujourd'hui à une interprétation plus saine des faits, et de poser en principe que chez la femme enceinte déjà si prédisposée aux syncopes, la plupart des cas de mort subite sont sous la dépendance d'une dégénérescence graisseuse du cœur, résultant d'une myocardite puerpérale. L'arrêt du cœur, au lieu d'être ici momentané, comme cela arrive si souvent chez la femme grosse lorsque le muscle cardiaque est sain, devient définitif et amène subitement la mort lorsque ce muscle est altéré. Nous donnons ci-joint quelques observations de dégénérescence graisseuse qui nous paraissent être d'origine puerpérale, la première est empruntée au mémoire de Quain.

Obs. III. — Une dame âgée de 23 ans, d'une constitution lymphatique, avait traversé sa grossesse dans un état de santé passable, ne se plaignant que par intervalle de gène de la respiration. Elle eut une légère hémorrhagie due à une adhérence partielle du placenta, mais l'écoulement de sang cessa peu de temps après la délivrance. On avait employé le chloroforme à faible dose. La malade se rétablit mais sans recouvrer entièrement ses forces. Le pouls était faible et petit. Elle mourut subitement d'une syncope. A l'autopsie, le cœur parut hypertrophié ; ses cavités étaient dilatées. Les parois musculaires étaient molles et d'une consistance semblable à du cuir mouillé (1).

En 1852, M. Mac Nicholl publia un cas de mort subite chez une femme accouchée depuis douze jours. En descendant de son lit, cette femme s'écria : « Je suis perdue, quelque chose vient de se rompre dans ma poitrine. » et

(1) Quain. In Med. ch. tr., 1850, v. XXXII.

elle mourut vingt minutes après. Le ventricule droit s'était rompu et une grande quantité de sang s'était épanché dans le péricarde. Il existait en même temps une dégénérescence graisseuse du cœur (1).

La même année, M. Danyau communiqua à la Société de chirurgie, l'histoire d'une dame qui mourut subitement vingt jours après un accouchement des plus faciles. A l'autopsie, on ne découvrit qu'un certain degré de dégénérescence graisseuse du cœur avec un peu de vascularisation du péricarde (2),

Enfin les mémoires plus récents de M. Mordret et de M. Moynier renferment plusieurs exemples d'état graisseux du corps observés chez des femmes mortes subitement dans l'état puerpéral et dont la mort a été attribuée à une autre cause.

Endocardite puerperale. — Les altérations que l'endocarde peut subir sous l'influence de la grossesse sont certainement plus fréquentes que celles du myocarde. Ici comme tout à l'heure on observe plusieurs types morbides. Tantôt l'inflammation est aiguë ou plutôt subaiguë, et alors l'endocardite guérit ou passe à l'état chronique ; tantôt elle est suraiguë et la mort survient rapidement et d'une façon certaine : c'est l'endocardite végétante ou ulcéreuse; tantôt enfin l'inflammation de l'endocarde se développe lentement, insidieusement et est ainsi chronique d'emblée.

I. C'est l'endocardite *suraiguë* qui a frappé tout d'abord l'attention des auteurs. Elle est en effet, pendant la vie, caractérisée par des symptômes si tranchés, elle se révèle à l'autopsie par des lésions si nettes, qu'il a suffi de porter

(1) Mac Nichol. The Lancet, 1852, v. I.
(2) Duuyau. Bull. de la Soc. de chir., 1852, t. II.

son examen vers le cœur pour reconnaître une maladie qu'on n'avait pas encore observée chez la femme enceinte. C'est Simpson en Angleterre qui a le premier vers 1854, publié à ce sujet des travaux remarquables ; Virchow de son côté faisait deux années plus tard des observations remarquables à la Charité de Berlin, puis sont venus MM. Charcot et Vulpian qui ont achevé d'éclairer la symptomatologie et l'anatomie pathologiques de ces lésions si graves. Cette forme d'endocardite est toujours mortelle, et se présente avec un cortége de symptômes qui la font ressembler beaucoup à la pyhoémie et à la fièvre typhoïde ; mais, comme nous ne croyons pas qu'elle puisse se produire sous la seule influence de la grossesse, nous nous contenterons de donner les raisons qui nous la font considérer comme rentrant dans le domaine de ces faits qu'on a décrits sous le nom de *fièvre*, d'*infection* ou d'*empoisonnement* puerpéral. On sait en effet que cette endocardite ulcéreuse s'accompagne le plus souvent de lésions péritonéales et articulaires, que les manifestations du côté de l'endocarde tantôt suivent et tantôt précédent celles qu'on observe du côté des séreuses péritonéales et articulaires ; on sait enfin que l'endocardite ulcéreuse, de la femme en couche, se produit dans les mêmes milieux que la fièvre puerpérale, c'est-à-dire dans les villes et les hôpitaux et jamais dans les campagnes, par conséquent on est autorisé à rattacher tous ses accidents à la même cause, c'est-à-dire à l'infection puerpérale. Nous savons bien que la plupart des auteurs font intervenir les altérations du sang, mais quant à nous, sans savoir quelles sont les raisons sur lesquelles se fonde Virchow, mais eu égard aux circonstances que nous venons de faire valoir, nous nous rattachons comme lui à l'idée d'un empoisonnement puerpéral. Il y a même des auteurs qui dans l'étiologie ont attribué une grande importance à un soi-disant rhumatisme coïncidant avec l'état puerpéral, mais on verra par l'observation suivante, empruntée à la thèse de M. Decormière (1), et publiée par M. Peter dans l'Union médicale de 1867, qu'on a confondu ici les douleurs articulaires de la *forme pyhoémique* de la fièvre puerpérale, avec les douleurs articulaires du rhumatisme. Cette observation est iutitulée : « Endo-péricardie rhumatismale coïncidant avec une fause couche de quatre mois. — Phénomènes typhoïdes. — Mort. » Nous en reproduisons d'autant plus volontiers les parties les plus essentielles qu'ici l'endocardite s'est compliquée de l'inflammation de péricarde.

Obs. IV. — Catheriue M..., âgée de 17 ans, entre le 17 décembre à l'hôpital Saint-Louis, salle Saint-Thomas, n° 57. Cette jeune fille est enceinte de quatre mois environ, et vomit continuellement depuis cette époque. Très-affaiblie au moment de son entrée, elle est en travail depuis vingt-quatre heures et dans l'apyrexie lu plus complète. Le col utérin est assez ouvert pour laisser passer le doigt qui franchit l'orifice interne. On arrive sur la poche des eaux qui se rompt immédiatement. A dix heures la fausse couche a lieu. Le fœtus paraît à voir 4 mois. Le soir, la malade se sent très-faible, mais elle ne se plaint pas de douleurs dans les membres. Cependant elle dit avoir eu des douleurs dans les articulations il y a deux jours.

Le lendemain 18 décembre, très-vives douleurs dans les articulations de l'épaule et du coude, ainsi que dans la continuité des membres. Les jambes et les cuisses sont aussi très-douloureuses. Extrême faiblesse, oppression, céphalalgie, pouls à 120, peau chaude. Anorexie, constipation, ventre *ballonné*, mais non douloureux, pas de nausées. Rien d'appréciable du côté du cœur. Eruption de quelques vésicules sur la peau des jambes.

Le 19, état stationnaire jusqu'à sept heures du soir : à ce moment la malade est prise d'étouffements avec douleurs au creux épigastrique. M. Peter pense que l'oppression subite tient au développement d'une péricardite. La matité remonte jusqu'à la deuxième côte. Bruit de frottement

(1) Thèse de Paris, 1869.

superficiel aux deux temps du cœur, avec souffle léger et plus profond que le frottement.

Diagnostic : péricardite et endocardite. Pouls, 114. T., 40°.

Après une légère amélioration de vingt-quatre heures consécutive à une application de ventouses scarifiées à la région précordiale, la dyspnée revient plus intense que jamais, le pouls dépasse toujours 100, la température se maintient toujours dans les environs de 40°, le ventre reste ballonné sans devenir douloureux ; il survient des complications du côté de la plèvre, l'*état typhoïde* se prononce de jour en jour ; finalement la malade succombe le treizième jour après la fausse couche.

Autopsie. Le *péricarde* est au moins triplé d'épaisseur. Sa cavité est remplie par un liquide séreux louche mais non purulent, dont la quantité peut être évaluée à un grand verre. Ce liquide évacué, on trouve une grande quantité de fausses membranes sur le cœur. La tunique séreuse du péricarde est infiltrée d'éléments plastiques.

Cœur. La valvule mitrale saine dans la plus grande partie de son étendue, présente sur une de ses valves, près du bord libre de celle-ci, une petite zône pseudo-membraneuse de 3 à 4 millimètres de largeur. Il n'y a rien à la valvule tricuspide. Les valvules sigmoïdes de l'aorte sont opaques, comme infiltrées de sérosité, présentent un aspect gélatiniforme, et ont perdu leur consistance. Même altération, mais moins avancée, sur les valvules sigmoïdes de l'artère pulmonaire. On trouve dans l'épaisseur de la paroi antérieure de l'oreillette gauche un *foyer* gros comme une noisette et contenant un liquide ayant l'aspect du pus.

Poumons. La partie moyenne et postérieure du poumon droit est complètement carnifiée ; la densité est plus grande que celle de l'eau, il n'y a pas d'abcès métastatiques. Il y a dans chaque cavité pleurale un épanchement d'un littre au moins de sérosité louche, mais non purulente.

Cerveau. Injection considérable des méninges. La pie-mère présente un aspect opalescent dû à l'infiltration de sérosité dans son épaisseur. Cependant il n'y a ni liquide épanché ni adhérences.

Foie. Le foie est volumineux, mais il ne présente aucune altération.

Péritoine. Intact dans toute son étendue, aucun épanchement.

Utérus. Complètement revenu sur lui-même et très-consistant. On l'incise dans tous les sens et l'on n'y trouve de pus nulle part. Les annexes de l'utérus ainsi que la veine cave, les veines hypogastriques et iliaques sont saines.

Articulations. On ouvre les articulations scapulo-humérale et coxo-fémorale gauches et on les trouve remplies de *pus*. Il y a du pus dans les deux muscles grands pectoraux. On n'en trouve pas ailleurs.

Pour mieux entraîner les convictions, M. Peter fait suivre cette observation, si intéressante à tous les points de vue. des réflexions suivantes : « L'absence de pus dans l'utérus et dans les annexes, d'une part ; l'absence d'abcès métastatique dans le poumon et le foie, d'autre part, prouvent sans réplique que la malade n'a pas succcombé à une résorption purulente dont le point de départ a été l'utérus et ses veines. »

On comprend qu'il y a huit ou dix ans M. Péter ait pu formuler cette opinion, mais avec les notions plus justes qu'on possède aujourd'hui sur la pathogénie de l'infection purulente, il est clair que, dans le cas précédent, on n'a pas eu affaire à un rhumatisme. Il y a plusieurs raisons de penser ainsi. C'est, qu'en effet, on n'a pas encore produit d'observations bien authentiques de rhumatismes où l'on ait trouvé un véritable pus phlegmoneux dans les articulations ; d'autre part, le rhumatisme ne produit guère de pleurésies doubles, pas plus que des lésions généralisées à la plupart des valvules ; enfin, les collections purulentes qu'on a trouvées dans les muscles pectoraux en même temps que dans les cavités articulaires, nous font repousser, d'une façon absolue, l'idée du rhumatisme et nous ramènent à la pyohémie puerpérale. Et qu'on ne vienne pas arguer de l'absence de lésions utérines, car on sait aujourd'hui que, chez la femme en couche comme chez les blessés, un état général mauvais, et des conditions de milieu particulières suffisent pour engendrer les formations purulentes articulaires, ainsi que les autres lésions caractéristiques de la pyohémie.

II. La forme *subaiguë* de l'endocardite puerpérale n'est guère plus fréquente que la forme suraiguë, et il n'y a que quelques années que son existence a été établie d'une façon certaine. M. de Lotz l'avait pourtant entrevue dès 1857, et il a fait, dans ce sens, une communication à l'Académie de médecine ; mais les faits qu'il produisit ne parurent point concluants, et ils étaient déjà totalement oubliés, lorsque M. Ollivier, en 1868, 1869 et 1873, a publié onze observations (1), très-bien faites, qui ne permettent plus de douter de l'influence de la grossesse sur la production de l'endocardite simple, à forme subaiguë ou chronique d'emblée. M. Ravet, de son côté, en donne sept (2), et moi-même j'en rapporte une un peu plus loin (obs. XIV), que je crois pouvoir donner comme une observation d'endocardite, s'étant produite sous l'influence de la grossesse. Parmi les faits observés par M. Ollivier, je choisis celui qui va suivre, parce qu'il peut servir en même temps à expliquer le mécanisme suivant lequel se produisent beaucoup de paralysies dites puerpérales.

Obs. V. — La nommée N... (Marie), entre à la Charité, le 29 juin 1870.

Ni elle, ni ses parents ne présentent d'antécédents pathologiques. Elle n'a eu ni rhumatisme, ni chorée, ni phénomènes d'hystérie, ni fièvres éruptives, ni manifestations syphilitiques ; [elle n'a, enfin, jamais souffert de privations ni fait d'excès alcooliques.

Les règles ont toujours été régulières. Elle a eu quatre enfants ; les deux premiers sont morts, l'un de convulsions, l'autre des suites d'un accident.

Vers la fin de la troisième grossesse — la malade en fait elle-même la remarque sans qu'on appelle son attention sur ce point — elle fut prise de palpitations qui, loin de disparaître après l'accouchement, allèrent en augmentant peu à peu ; en même temps, elle devenait promptement essoufflée lorsqu'elle marchait vite ou qu'elle montait un escalier.

(1) C. R. de la société de biologie, 1868 et 1869.
(2) Thèse de Paris, 1874.

Au commencement du second mois de sa quatrième grossesse, elle eut une violente discussion avec son mari. Presque aussitôt, elle éprouva des fourmillements à l'extrémité des doigts de la main gauche, puis le bras s'engourdit et se paralysa ainsi que le membre inférieur correspondant. On constata à la Charité une paralysie complète de la moitié gauche du corps, membres et face. Après plusieurs mois de séjour à l'hôpital, les accidents disparurent graduellement, puis ils viennent de reparaître aujourd'hui, après trois ans, mais d'une façon moins accusée ; en examinant le cœur, on trouve les signes d'une insuffisance mitrale et d'un rétrécissement aortique. Aucun bruit anormal dans les poumons, fonctions digestives régulières, ni albumine, ni sucre dans les urines.

La malade quitte le service au bout d'un mois sans qu'il soit survenu aucun changement dans son état.

Les symptômes qui traduisent, au dehors, la lésion de l'endocarde, n'ont rien de caractéristique ; le début est à peine marqué : on observe un peu d'anxiété, qu'on est naturellement disposé à attribuer, soit à la chlorose, soit à l'état de grossesse, soit aux fatigues de l'allaitement. Voilà pourquoi, dans la plupart des temps, l'affection passe inaperçue. On peut observer aussi un peu d'accélération dans les mouvements du pouls et d'élévation de la température ; mais ces deux phénomènes ne réussissent pas davantage à frapper l'intention, car on sait que chez la femme enceinte, aussi bien que chez la femme nouvellement accouchée, la chaleur et le pouls se trouvent déjà, d'une façon normale, au-dessus de la moyenne physiologique, ou peuvent augmenter sous les influences les plus légères. Ce n'est donc qu'en surveillant le cœur avec soin, comme on le fait pour le rhumatisme, ce n'est qu'en redoublant d'attention et en auscultant, à plusieurs reprises, dès que la malade se plaint surtout d'un peu de gêne et de quelques palpitations du côté de la région précordiale, qu'on peut établir son diagnostic, et instituer une thérapeutique qui aura souvent pour effet d'amener une heureuse terminaison ou, au moins, d'atténuer les progrès du mal. A défaut d'intervention active, l'inflammation de l'endocarde peut disparaître, peu à peu, toute seule, mais ce sont là des cas très-rares ; l'endocardite puerpérale comme l'endocardite rhumatismale a peu de tendances à une guérison spontanée, et au bout d'une ou plusieurs semaines, on la voit passer à l'état chronique et entraîner des lésions valvulaires, qui pourront rester silencieuses, pendant un temps plus ou moins long, mais qui, tôt ou tard, seront pour la malade la source de désordres très-graves. A ce moment, les signes physiques et fonctionnels ne diffèrent pas de ceux de l'endocardite rhumatismale, et ce n'est que par les commémoratifs, et le plus souvent par exclusion, qu'on peut préciser si la maladie s'est produite sous l'influence de l'état puerpéral.

C'est ici, qu'à côté de l'appauvrissement du sang et de l'activité circulatoire, chez la femme enceinte, nous devons faire la part de l'élément mécanique pour expliquer l'inflammation de la séreuse endocardiaque. De même, en effet, que chez les vieillards, dont la circulation pulmonaire est depuis longtemps embarrassée, la tricuspide et les sigmoïdes pulmonaires présentent assez souvent, sous l'influence de la pression anormale, un épaississement et une opacité qui ne sont autre chose que l'effet d'une endocardite chronique (Jaccoud); de même on comprend que, par suite de l'hypertrophie du muscle cardiaque et de l'augmentation de pression qui en est la conséquence, la valvule mitrale et plus rarement les sigmoïdes de l'aorte viennent à s'enflammer d'une façon subaiguë et plus souvent chronique.

Ce qui porte encore beaucoup à croire que l'influence mécanique joue ici un rôle prépondérant, c'est que l'endocardite survient toujours vers la fin de la grossesse, au moment où le ventricule a acquis le plus de puissance, c'est qu'elle siége toujours sur la mitrale, et les sigmoïdes de l'aorte, c'est-à-dire uniquement sur les valvules qui aient à supporter pendant la gestation une pression plus forte qu'à l'état normal. Enfin, il faut remarquer que, malgré des recherches attentives, on n'a pu, jusqu'à présent, rapporter aucun cas de péricardite, ni de pleurésie puerpérale; or, s'il était vrai que l'inflammation de l'endocarde se développât sous la seule influence d'un état général, comme l'état de grossesse, on ne comprendrait pas pourquoi l'une des séreuses serait plutôt atteinte que les deux autres.

CHAPITRE III.

LES EFFETS DE LA GROSSESSE SUR LES MALADIES DE CŒUR PRÉEXISTANTES.

S'il est vrai, comme nous venons de l'exposer dans le chapitre qui précède, que la grossesse puisse, à elle seule, déterminer la production de certaines maladies du cœur, à plus forte raison on doit comprendre qu'elle puisse aggraver les lésions préexistantes, en donnant une nouvelle impulsion au travail inflammatoire chronique qui affecte les parties valvulaires de l'endocarde. Mais là ne se bornent point les inconvénients de la gravidité chez les femmes atteintes de maladies organiques du cœur, l'augmentation de la masse du sang, l'éréthisme cardiaque, la susceptibilité plus grande du système nerveux, le développement toujours croissant de la douleur utérine enfin, les fatigues de l'accouchement sont autant de causes qui peuvent susciter l'apparition de phénomènes plus ou moins graves auxquels M. Peter a donné le nom d'accidents gravido-cardiaques.

Ces accidents, qui tous sont dus à la rupture des rapports qui existent normalement entre la tension veineuse et la tension artérielle, sont de deux ordres : les uns sont localisés à l'appareil respiratoire, et sont dus à une congestion broncho-pulmonaire, qui se traduit en dehors par quelques crachats sanguinolents et une gêne respiratoire qui pourront persister pendant une grande partie de la grossesse, ou bien par une dyspnée intense et des symptômes de catarrhe, qui apparaissent d'une façon soudaine, et disparaissent, en quelques jours, sous l'influence de moyens thérapeutiques plus ou moins actifs. Les autres sont plus ou moins généralisés ; ils surviennent, en général, d'une façon lente et progressive, ils sont d'une grande ténacité et s'accompagnent de tout ce cortége de symptômes qui caractérisent l'asystolie cardiaque. Ajoutons enfin qu'à côté de ces désordres circulatoires, il existe aussi un troisième danger auquel sont exposées les femmes enceintes atteintes de maladies organiques du cœur ; il provient de la formation de concrétions fibrineuses qui peuvent se détacher des valvules altérées, sur lequelles elles ont pris naissance, et donner lieu à des obstructions artérielles plus ou moins graves. Après ces explications préliminaires, nous allons entrer dans quelques détails.

Congestions pulmonaires. — Une remarque importante, c'est que les congestions rapides, se produisent dans la première période des maladies du cœur, c'est-à-dire à un moment où l'organisme n'a pas éprouvé, par le trouble fonctionnel antérieur et prolongé, tant du cœur que du poumon, une très-grande détérioration. Aussi est-ce chez les femmes encore jeunes, qui ne sont pas encore affectées d'anasarque, qui conservent la coloration générale des téguments des sujets bien portants, et qui

même ignorent encore, (comme deux malades de M. Peter),
qu'elles portent une maladie du cœur, que l'on voit survenir, les congestions subites du poumon. Ces accidents, que
que j'appellerais volontiers aigus, ne se remarquent plus
avec la même intensité, quand la maladie a duré longtemps, et à jeté l'organisme dans l'état cachectique qui résulte de la prolongation de la maladie. La force contractile
du cœur est alors évidemment diminuée, et les organes de la
circulation pulmonaire se sont habitués peu à peu à supporter
la stase sanguine, sans qu'il en résulte ni dyspnée trop intense, ni extravasation dans le tissu extravasculaire. L'insuffisance de la valvule tricuspide (par dilatation du ventricule droit) qui, dans une période avancée de la maladie,
est un phénomène secondaire presque constant des lésions
du cœur gauche, est encore une raison qui rend moins facile
la formation secondaire des stases et infiltrations sanguines
du poumon. Cette insuffisance fait refluer, en effet, dans
'oreillette droite et dans les veines qui y sont afférentes,
une partie du sang destiné à l'artère pulmonaire ; elle pré-
vient ainsi la surcharge de cette artère, et diminue les
conditions de pléthore dans les vaisseaux de l'organe de
l'hématose. Dans les dernières périodes, si la dyspnée devient considérable, elle n'est pas due à l'afflux trop considérable du sang, à la turgescence de la muqueuse bronchi-
·que, et comme conséquence aux difficultés de l'air atmo-
sphérique pour arriver dans les vésicules pulmonaires,
mais plutôt à l'œdème et à l'insuffisance de l'hématose par
suite du ralentissement et, pour ainsi dire, de la suspension
de la circulation pulmonaire. Les congestions pulmonaires
surviennent, comme nous l'avons déjà dit, d'une façon
très-soudaine, nous en étudierons un peu plus loin les
causes ; commençons par rapporter quelques exemples, et
en premier lieu citons, malgré ces détails, une observation de M. Peter, qui est certainement la plus intéressante
qui ait été publiée à ce sujet.

Obs. VI. (Peter). — Insuffisance mitrale. Congestion pulmonaire et bronchite capillaire dans le courant du cinquième mois d'une première grossesse. Avortement. Deuxième grossesse. Mêmes accidents ; accouchement à terme (1).

Dans la soirée du 31 décembre 1864, j'étais appelé rue de Marignan, auprès d'une jeune dame de mes clientes, Mme F....., enceinte de cinq mois et atteinte de bronchite, mais d'une bronchite aux allures telles que M. Campbel, son accoucheur, avait jugé opportun de me faire intervenir. Quand j'arrivai, la maladie datait de vingt-quatre heures à peine, les lèvres étaient un peu cyanosées et la respiration très-fréquente. Des râles muqueux fins s'étendaient nombreux dans la poitrine. Je redoutais un catarrhe suffocant et je demandai une consultation qui ne put avoir lieu en raison de l'heure avancée du jour, qui était consacré aux réunions de famille. Réduit à mes seules forces, tenant compte du péril de la situation, et malgré la grossesse ou plutôt à cause de celle-ci, je prescrivis un julep kermatisé, à la dose de 40 centigrammes dans un julep de 120 grammes à prendre par cuillérées d'heure en heure ; ce qui fut fait.

Le lendemain matin, la malade allait mieux sans qu'il y eût eu de vomissements et l'on crut devoir, sur un avis contraire au mien, diminuer la dose de kermés et donner une potion insignifiante ; quelques heures plus tard, vers midi, on me rappelait en toute hâte, la malade suffoquait. « Oh ! cher docteur, me dit le mari, c'est fini, ma femme est morte ! » Et, en effet, la malheureuse dame était assez voisine de sa fin. Le pouls, filiforme, battait plus de 150 fois par minute, et la respiration orthopnéique, s'accomplissait laborieusement 60 fois dans le même temps. Une pluie de râles crépitants, s'étendaient du haut en bas de la poitrine dont la sonorité était restée partout normale.

Les crachats mucoso-salivaires ou à peine rosés de la matinée, étaient remplacés par des crachats sanglants et non rouillés, qui remplissaient le vase destiné à les recevoir. La voix était presque éteinte et la vue s'accomplissait à travers un voile qui allait chaque minute s'épaississant davantage. C'était le catarrhe suffocant dans toute sa terrible évidence, arrivé en moins de trois heures à la phase d'asphyxie confirmée, et compliqué d'hémoptysie.

J'appliquai immédiatement une quarantaine de ventouses sèches, puis de ventouses scarifiées, sans succès appréciable. Un médecin du voisinage

(1) Peter. *Bulletin de thérapeutique* 1869.

avait tenté de pratiquer une saignée qui n'avait pas donné de sang ; je ré-
solus, nonobstant, d'en faire une nouvelle, et le bonheur voulut que le sang
coulât largement ; je fis une abondante émission sanguine. Elle fut bienfai-
sante ; son premier effet, fut de rendre la vision et la perception externe
plus nettes, de faire disparaître le vertige et le bourdonnement d'oreilles,
et de permettre à la malade de mieux associer ses idées. La face pâlit, les
lèvres devinrent un peu moins cyanosées. Mais la respiration ne fut pas
aussi rapidement améliorée que l'innervation cérébrale, la dyspnée diminua peu à peu, mais lentement à notre gré, la poitrine restait pleine des
mêmes râles crépitants d'une excessive finesse, et le sang toujours abon-
damment craché.

Cependant, toutes nos tentatives thérapeutiques avaient pris du temps,
et, comme la dame est d'assez haut rang, que la situation semblait mortelle et allait probablement le devenir malgré l'amélioration produite par
la saignée, que c'était le jour de l'an, jour de visite, cela causait grand
émoi dans tout ce monde. Comme, d'ailleurs, la famille est très-religieuse,
qu'on se préoccupait de l'éternité pour l'enfant qui allait mourir avant
d'être né, on agitait dans l'entourage la question de l'accouchement prématuré, et l'on murmurait aux oreilles de M. Campbell les mots d'opération
à faire, ce à quoi le judicieux observateur répondait que « l'enfant était
mort et que bientôt la mère ne serait plus, » paroles qui démontrent la
gravité de la situation et n'avaient rien d'exagéré.

M. Blache, qui avait été appelé en consultation, M. Campbell et M. Robert, étaient à peu près d'avis que la malade était perdue. Avec une certaine présomption et par suite aussi d'une audace qui m'est assez naturelle,
seul, je ne désespérais pas.

Un vomitif fut administré vers trois heures de l'après-midi, 1 gr. 50 de
poudre d'ipécacuanha fut donné en trois fois à cinq minutes d'intervalles,
et provoqua d'abondants vomissements. Dès lors, l'amélioration commencée par la saignée fut définitive. L'hémoptysie et la dyspnée allèrent toujours en diminuant, et la malade put enfin parler autrement que par signes,
ainsi qu'elle faisait depuis plusieurs heures.

Le traitement émétique fut continué par l'usage d'une potion à la dose
de 50 centig. de kermés, administrées par cuillerées toutes les demi-heures.
Enfin, sur les dix heures du soir, je fis appliquer 12 sangsues à la base de
la poitrine. Les râles avaient notablement diminué d'étendue et de finesse,
l'expectoration n'était plus qu'à peine rosée, et la malade finit par s'endor-
mir. De tout cela je peux vous répondre, ayant passé la nuit avec M. Campbell de la malade.

Vers les sept heures du soir, la malade était accouchée, sans grande douleur d'un enfant mort, et l'on eut le bon goût de ne m'attribuer ni la fausse couche, ni la mort de cet enfant, qu'avait tué l'asphyxie maternelle. En trois jours, tout était terminé ; la malade était en convalescence.

La rapidité d'évolution vers le pire comme vers le mieux n'était point celle d'une phlegmasie franche, pneumonie ou bronchite, mais bien celle d'une congestion pulmonaire rapidement suffocante et hémoptysique. Mais quant à la cause première de ces accidents, qui était toute matérielle, comme on le verra, elle m'était restée inconnue, n'ayant ausculté la malade qu'au milieu du bruit des râles du catarrhe suffocant et n'ayant pu la revoir alors que ce tapage avait cessé.

Bientôt après elle quitta Paris pour aller à Tours où son mari était appelé à occuper une grande situation militaire. Or, deux ans et demi plus tard, j'étais mandé dans cette ville par dépêche télégraphique ; les mêmes accidents s'étaient reproduits dans le cours d'une grossesse arrivée au cinquième mois, comme en 1864, c'est-à-dire à une époque où le sang du fœtus commence à avoir une certaine masse ; seulement, prévenus par le mari, les médecins avaient renouvelé la médication instituée la première fois avec succès. La malade avait été saignée et une potion hermétisée lui avait été administrée. Aussi, lorsque j'arrivai vingt-quatre heures après le début de l'accident, l'expectoration sanglante avait-elle presque cessé ; mais on entendait encore des râles crépitants dans la moitié inférieure des deux côtés en arrière ; il y avait de la dyspnée avec coloration un peu violacée des lèvres.

Vivement intrigué par cette répétition d'une congestion pulmonaire double avec hémoptysie dans le cours d'une grossesse, ne doutant pas d'ailleurs que celle-ci ne fût la cause des accidents congestifs et hémorrhagiques, mais ne sachant comment associer ni expliquer matériellement ces phénomènes, j'auscultais la poitrine, ayant l'esprit préoccupé du problème, lorsque tout à coup je perçois un bruit morbide qui en donnait la solution. C'est du cœur que venait le mal.

Dans la région sous-mamelonnaire, s'entendait au premier temps du cœur un bruit de souffle rude, presque râpeux, et le second bruit cardiaque était dédoublé. Il n'y avait pas à en douter, une insuffisance de la mitrale existait et c'était la maladie du cœur qui, la grossesse aidant ; causait la congestion pulmonaire et l'hémoptysie.

J'appris alors que la jeune dame de 24 ans avait eu un rhumatisme articulaire aigu à l'âge de 10 ans, lequel avait duré assez longtemps. Or, il n'était pas douteux que la maladie organique du cœur, dont je venais de constater l'existence ne dérivât de l'eudocardite rhumatismale de quatorze ans antérieure.

De sorte que cette maladie cardiaque avait été absolument latente pendant douze ans et que dans les deux dernières années de cette période de quatorze ans, le silence morbide n'avait été rompu qu'à l'occasion de deux grossesses successives, c'est-à-dire quand à la vie intrinsèque de la dame, venait se réajouter une existence extrinsèque, quand ce cœur malade était obligé de battre pour deux; quand ce ventricule hypertrophié par la grossesse, faisait refluer dans l'oreillette une masse de sang augmentée par cette même grossesse; quand, enfin, la valvule mitrale était ainsi devenue insuffisante. Comme les accidents congestifs immédiatement conjurés ne prirent pas les proportions de la première attaque congestive, l'enfant ne fut pas asphyxié dans le sein maternel, et la fausse couche n'eut pas lieu, premier résultat d'une médication opportunément énergique. Mais comme la grossesse avait encore quatre longs mois à parcourir pour parvenir à son terme; que nous connaissions maintenant la cause première des accidents congestifs (je veux dire l'insuffisance mitrale); que les poumons allaient se trouver pendant ces quatre mois en état d'imminence morbide continuelle par le fait de la grossesse compliquant l'insuffisance; qu'il suffisait d'une cause innocente en d'autres temps (un refroidissement par exemple ou un effort peu énergique) pour transformer cette imminence morbide en réalité; que l'automne était pluvieux et que l'on allait entrer dans l'hiver; il fut convenu avec MM. Thomas (de Tours), et Crozat, médecin et accoucheur de la dame, que celle-ci ne sortirait pas de ses appartements durant les quatre prochains mois et qu'elle éviterait toute cause d'émotion, d'effort ou de fatigue jusqu'au terme de la grossesse, ce qui fut fait. Il n'y eut aucun retour de la congestion et quatre mois plus tard la dame mettait au monde une belle petite fille, résultat nécessaire de mesures physiologiquement combinées.

M. Peter parle aussi, dans ses cliniques, d'une femme chez laquelle la congestion pulmonaire s'est montrée dans les mêmes conditions et avec la même physionomie, et voici encore une observation que je trouve dans l'excellente thèse de mon ami Marty. (1)

Obs. VII (résumé). — La nommée Alexandrine Bontemps, couchée au n° 18 de la salle Sainte-Anne, présente une insuffisance mitrale, de date

(1) Thèse de Paris 1876.

antérieure à ses deux grossesses ; la première n'a pas été trop mauvaise, la deuxième, dans laquelle nous la voyons, est de six mois. Il y a quelques jours elle eut un frisson violent, et, dix jours après quelques crachats rouges.

Lorsque nous la vîmes, elle était depuis deux jours assise dans son lit, ne pouvant plus respirer dès qu'elle était couchée. La respiration était fréquente, brève, superficielle. Le pouls à 124. Elle était si faible que, dès qu'on essayait de l'examiner, il y avait menace de syncope.

Râles crépitants dans tout le poumon droit et râles sonores dans le poumon gauche.

La face était cyanosée, la voix presque éteinte, et tout l'aspect de la malade contribuait à aggraver le pronostic.

Cependant le lendemain, ces phénomènes s'amendaient, et trois ou quatre jours après, tout était rentré dans l'ordre, sous l'influence du repos et de quelques révulsifs.

On a vu précédemment que M. Peter rend assez bien compte de la cause de ces accidents ; il attribue avec raison un grand rôle à l'augmentation de la masse du sang et à l'hypertrophie du ventricule gauche, qui en se contractant avec plus de force, fait refluer le sang en plus grande abondance du côté de l'oreillette gauche et des veines pulmonaires. Seulement il faut aussi tenir compte du développement graduel de la tumeur utérine qui vient faire obstacle à la contraction du diaphragme et par suite à l'expansion normale de la masse du poumon. D'ailleurs, la plupart du temps, il est probable qu'à ces causes prédisposantes viennent se joindre et se superposer des causes occasionnelles, comme de légers refroidissements, des efforts ou des émotions (et l'on sait si la femme enceinte est facile à impressionner) qui agissent, les unes en congestionnant la muqueuse bronchique, les autres en excitant outre mesure l'activité cardiaque ou en faisant affluer le sang en quantité trop considérable. de la périphérie des organes vers le centre circulatoire. L'intensité de ces congestions est d'ailleurs

variable ; ici, elles ne donneront lieu qu'à des étouffements
passagers, ailleurs, elles menacent la malade d'une asphyxie prochaine, puis, sous l'influence d'un traitement
plus ou moins actif, tout rentrera dans le calme ; dans
d'autres cas enfin, qui heureusement sont les plus rares, la
mort pourra survenir d'une façon rapide.

L'observation suivante en est un exemple frappant.

Obs. VIII (Hecker). — Rétrécissement mitral; grossesse ; œdème pulmo
naire au neuvième mois ; mort au bout de deux jours.

Une jeune femme atteinte d'un léger retrécissement mitral, arrivée au
neuvième mois de sa grossesse, mourut subitement après avoir été pendant
deux jours en proie à des symptômes de dyspnée, qu'on attribua à un
œdème aigu des poumons.

A l'autopsie, on constata de la congestion et de l'œdème pulmonaire.

Enfin il arrive quelquefois que la congestion aboutit à
des hémorrhagies broncho - pulmonaires plus ou moins
abondantes, M. Berthiot en a donné un bel exemple dans sa
thèse (1).

Obs. IX. — Insuffisance mitrale. Quatre grossesses. Accouchements à
terme. Hémoptysies abondantes. (Résumé.)

P... (Alexandrine), couturière, 26 ans, entre à l'hôpital Saint-Antoine,
le 22 octobre 1874, et accouche presque immédiatement d'un enfant mâle
bien constitué, pesant 3630 grammes. Etant enfant, elle a eu la rougeôle
et la scarlatine. Sa santé restait bonne jusqu'en 1868 ; jusque là jamais de
rhume, ni battements de cœur, ni crachements de sang.

En 1868 première grossesse. Au troisième mois survient une pneumonie.
A la suite apparaissent des battements de cœur, des étouffements, des
quintes de toux, et surtout des crachements de sang assez abondants, qui
persistent jusqu'au septième mois environ. Le reste de la grossesse ne

(1) Thèse de Paris, 1876.'

présenta rien de particulier, et P... accouche à terme d'un garçon qui a maintenant six ans et se porte bien.

Deuxième grossesse en 1869. Mêmes accidents et de même intensité. Accouchement normal; garçon vivant encore.

Troisième en 1871. Cette fois les hémoptysies deviennent plus fortes Vers le sixième mois et au septième, il y eut de véritables vomissements de sang rouge. P... prétend en avoir rendu plus de deux litres. Il y a eu de l'œdème des jambes qui persista pendant toute la grossesse. Accouchement à terme; garçon bien portant.

Il est à noter que dans l'intervalle des grossesses, il y avait de temps en temps des crachements de sang, mais ils étaient moins abondants et duraient moins longtemps que pendant la grossesse.

Quatrième grossesse en 1874. A partir du troisième mois, les palpitations et les étouffements n'ont pas cessé. Dès les premiers jours de la grossesse, les crachements de sang sont devenus presque continuels et ont résisté à ou traitement. jusqu'aux derniers jours de la grossesse. Ces hémoptysies furent suivies d'une faiblesse beaucoup plus grande que dans les grossesses précédentes.

L'œdème des extrémités, limité d'abord aux malléoles, a envahi, à partir du sixième mois, tout le membre inférieur.

Accouchement simple ; hémoptysie assez légère du reste, pendant le travail.

L'auscultation ne donne que des résultats négatifs pour les poumons; un peu d'expiration prolongée eependant au sommet droit, en avant. Les urines ne contiennent point d'albumine.

L'accouchement fit disparaître presque aussitôt les accidents, au bout de quatre ou cinq jours, il n'y avait plus ni œdème ni hémoptysie.

Est-ce l'excès de la congestion pulmonaire qui a produit ces hémorrhagies? Il est incontestable que cette cause joue un rôle important, cependant, dans le cas actuel, vu leur persistance et la facilité de leur retour, comme d'ailleurs on n'a observé aucun symptôme permettant de croire que la congestion ait été au préalable portée à ses dernières limites; il est évident que le raptus sanguin a été facilité par un état constitutionnel ou par une de ces altérations des tuniques vasculaires, qu'on observe souvent chez les

femmes atteintes de maladies du cœur, et qui sont dues
principalement à la dégénérescence graisseuse. On ne saurait nier en outre que ces hémorrhagies présentent parfois
une utilité relative, en jouant le rôle d'une sorte de déplétion naturelle ou de crise qui conjure momentanément des
accidents plus graves. Mais cette utilité n'est que trop
compensée par les inconvénients attachés aux déperditions
de sang abondantes, qui finissent par jeter les malades dans
l'épuisement et précipiter l'invasion de la cachexie.

Enfin, on comprend que les accidents puissent éclater à
l'occasion du travail de l'accouchement. Dans un cas pareil
il faudrait évidemment, comme le conseille Cazeaux, recourir aux moyens artificiels et achever l'accouchement
le plus tôt possible. Cela est si vrai que dans le cas suivant,
Robert Lee n'a pas hésité à pratiquer la crâniotomie, ce n'est
qu'à ce prix qu'il a pu sauver la mère ; mais le plus souvent l'application du forceps sera suffisante.

Obs. X. — Affection cardiaque. Accès de dyspnée au moment de l'accouchement. — Crâniotomie.

Le 14 septembre 1832 au milieu de la nuit, M. Narvey me fit appeler
pour voir, conjointement avec lui, une femme en travail qui était atteinte
de la plus effrayante dyspnée. On la soutenait près d'une croisée ouverte,
et elle respirait avec peine. La face était livide, les extremités froides et
œdémateuses ; le col de l'utérus était entièrement dilaté et une partie de
la tête était engagée dans le bord du pelvis.

Les douleurs avaient cessé. M. Narney m'informa que la malade avait
une affection des valvules du cœur, et que des symptômes d'hydropisie
s'étaient bientôt manifestés après qu'elle fut devenue enceinte. Quand le
ravail commença, et que la malade essaya de se coucher, la difficulté de la
respiration augmenta, et au moment où la première partie du travai
s'achevait, la dyspnée devint si grande que la malade paraissait en danger
de mourir asphyxiée. Il était évident qu'elle n'aurait pas longtemps sur-
vécu sans être délivrée, et qu'elle n'avait pas la force d'expulser l'enfant.
Si la tête eût été plus bas dans le pelvis, il aurait alors été possible de

terminer l'accouchement avéc le forceps, pendant qu'on soutenait la femme près d'une fenêtre ouverte. J'ouvris la tête et j'en fis l'éxtraction avec le craniotum-forceps. La suffocation diminua peu à peu, et une année après la malade vivait et était dans son état ordinaire de santé.

Dans ce cas, le travail prématuré aurait pu être provoqué avec avantage.

Asystolie. — Les véritables attaques d'asystolie se produisent surtout chez les femmes qui, avant d'être enceintes, ont déjà présenté des accidents cardiaques plus ou moins graves, consistant en palpitations, étouffements ou hémorrhagies diverses. Les cas de mort ne sont pas heureusement les plus fréquents, et elle ne se produit guère que chez les femmes qui ont déjà subi plusieurs grossesses plus ou moins accidentées ou chez lesquelles on a observé des complications, telles que l'emphysème, la pneumonie, une mauvaise conformation du thorax ou une affection rénale. Cependant il peut se trouver des cas où le cœur est tellemeut dépourvu de résistance, qu'il est pour ainsi dire forcé du premier coup : le mal suit alors une marche galopante, et il n'est pas rare de voir la mort survenir en quelques semaines, ou même en quelques jours.

Voici, comme exemple de mort, quatre observations très-intéressantes d'Heinrich Fritsch, qui ont paru tout récemment dans les Archives de Gynécologie de Berlin.

Obs. XI. — Insuffisance et rétrécissement mitral. Mort. (Heinrick Fritch.)

M. Bœnick, âgée de 24 ans, ne se rappelle pas le commencement précis de sa maladie, elle a toujours été souffrante, sa mère non plus ne peut donner de date plus précise. Dans les premiers mois de la grossesse les règles persistèrent d'une façon à peine notable; à partir du sixième mois, la malade vit son état s'empirer peu à peu, eile toussait beaucoup et rendait des crachats sanglants et de nature purulente, les palpitations de cœur rendaient tout travail impossible. Le catarrhe de l'estomac, l'anorexie, la constipation, la dyspnée, l'insomnie, consumaient les forces de la malade déjà faible naturellement.

Au premier examen, on constata une grossesse de sept mois. Comme l'état de la malade empirait de jour en jour, la dame B... fut admise le 24 octobre 1871 à l'hôpital royal d'accouchements. Le professeur Olshausen décrivait ainsi son état: corps amaigri, les lèvres et les paupières cyanosées, les veines du cou assez peu dilalées et ne présentant pas le *pouls veineux*. A la région précordiale, à partir de la deuxième côte et plutôt vers la droite, un peu de voussure. Le choc du cœur est visiblement renforcé, il produit à chaque fois un ébranlement de toute la mamelle; la matité commence au deuxième espace intercostal gauche et même à partir de la deuxième côte; elle se continue au-dessous de la troisième, et à ce niveau la matité s'étend à peine jusqu'au sternum; dans le troisième espace intercostal, elle va jusqu'au bord droit du sternum et à gauche arrive jusqu'à la ligne mamelonnaire, sur une largeur totale de 9 à 10 centimètres; plus bas la mamelle empêche de bien déterminer l'étendue de la matité. Partout du frémissement cataire, faible, mais sensible; le choc précordial se perçoit dans le cinquième espace intercostal à un travers de doigt en dehors de la ligne mamelonnaire; à la pointe on entend un souffle râpeux qui remplace le premier bruit, à la base les bruits sont nets, le second ton pulmonaire est renforcé.

Diagnostic. — Insuffisance et retrécissement mitral. Infarctus pulmonaires.

A l'examen de la poitrine, on trouve en dedans de l'épine de l'omoplate de la submatité, de l'affaiblissement de la respiration, et des râles ronflants généralisés.

Pouls à 76, petit, légèrement dépressible, mais régulier; œdème des membres inférieurs limité aux pieds et aux malléoles.

Jusqu'au moment de l'accouchement la malade se trouva relativement bien, cependant l'augmentation de la toux et de l'expectoration nécessita l'emploi de la morphine et des expectorants; les crachats étaient tantôt mêlés à du sang et tantôt tout à fait sanglants, puis ils redevenaient purement muqueux ou même c'étaient des mucosités écumeuses provenant des grosses bronches.

Le 9 octobre la toux devint plus violente, il y eu de nouveau des crachat sanglants; en avant de la poitrine on trouvait, sur une étendue de 5 centimètres, de la matité et des râles crépitants; il y avait en outre de la fièvre. On administra l'infusion de digitale (1 gr. 50 pour 200 d'eau); l'état s'améliora. La nuit du 10 la malade toussa beaucoup et se plaignit de douleurs

de ventre ; on pratiqua le toucher et on trouva que l'orifice du col était
dilaté comme une pièce de 10 centimes. La malade fut transportée à la
salle d'accouchements, des douleurs se manifestèrent mais très-peu intenses ;
la face était pâle et cyanosée, le travail marcha pourtant assez bien, à
1 heure 50, la poche des eaux se rompit et la tête arriva jusqu'au périnée,
la grande suture se présentait transversalement, les deux fontanelles furent
reconnues distinctement.

Malgré la douceur du travail, la malade était à toute extrémité ; le
pouls était lent, petit et irrégulier. La patiente était sans connaissance. On
n'hésita pas à appliquer le forceps, et une seule traction suffit pour amener
la tête en dehors de la vulve ; c'est son peu de volume qui rendit l'extraction facile. Le placenta fut attiré au dehors et mis de côté ; l'état de la malade s'améliora aussitôt, elle se réveilla comme d'un long sommeil de chloroforme et le pouls redevint plus rapide. Il n'y eut pas d'hémorrhagie. Les
symptômes constatés du côté de la poitrine pendant les derniers jours de
la grossesse s'améliorèrent, la malade rendit une grande quantité de mucosités mêlées de sang. Le cinquième jour, les crachats, la toux et la matité
avaient disparu, le pouls était régulier, oscillant d'abord entre 100 et 110 ;
le dixième jour des couches, il descendit jusqu'à 48. Jamais de fièvre.

Peu de temps après elle quitta l'hôpital, mais elle ne tarda pas à y rentrer ;
son état s'était empiré et probablement la douleur causée par la mort du
mari ne fut pas étrangère à cette rechute, l'œdème augmenta et s'étendit
à tout le corps, l'albumine apparut dans les urines et la malade mourut
le 11 juillet, c'est-à-dire neuf mois après l'accouchement, avec tous les
symptômes de la maladie de Bright.

Autopsie. — Huit heures après la mort, diagnostic anatomique ; rétrécissement et insuffisance mitrale, dilatation des deux oreillettes et du
ventricule droit, induration noirâtre du poumon droit, néphrite diffuse,
congestion et ictère du foie, infiltration sanguinolente de la muqueuse utérine.

OEdème considérable des extrémités et de la paroi abdominale ; les muscles sont flasques et peu colorés ; dans la cavité abdominale, une grande
quantité de sérosité citrine ; dans les deux plèvres, une petite quantité de
sérosité sanguinolente ; la cavité péricardique est très-distendue et contient
une grande quantité de sérosité ; le cœur est au moins doublé de volume, il
est rempli de sang noir, la grande veine coronaire (*veina magna*) est aussi
grosse que le petit doigt ; en introduisant le doigt par l'oreillette gauche,
on trouve qu'il est à peine admis dans l'orifice mitral ; les deux valvules
sont raccourcies, leur bord libre est épaissi, les cordages tendineux sont
fortement raccourcis et jaunâtres, les autres valvules sont tout à fait saines

le ventricule droit est un peu hypertrophié et le tissu en est généralement
pâle ; le ventricule gauche est jaunâtre, sa cavité est normale, les deux
oreillettes et le ventricule droit très-dilatés.

L'aspect extérieur du poumon gauche est normal ; il est un peu lourd. Le
lobe supérieur est légèrement emphysémateux ; le lobe inférieur est en
grande partie vide d'air et infiltré ; la surface de la coupe est humide et
hérissée de granulations rouges pâles.

Les bronches sont remplies de sérosité spumeuse, le poumon droit est
légèrement adhérent au thorax, le lobe supérieur est très-volumineux,
lourd et presque vide d'air. Infiltration des lobes moyen et inférieur. Ce
dernier contient de l'air, mais il est œdématié.

La rate est grosse, d'un brun foncé ; les corps de Malpighi sont agrandis.

Les deux reins sont durs et peu injectés, la substance corticale est épaissie, colorée en jaune et brillante ; les tubes urinifères ont subi la dégénérescence graisseuse.

Le foie est congestionné, les veines très-dilatées ; il a toutes les appa-
rences du foie muscade.

L'utérus est petit, la cavité du corps contient du sang, la muqueuse est
épaissie et infiltrée de sang, les deux ovaires contiennent quelques petits
kystes. L'ovaire droit présente une petite cicatrice rayonnée.

Obs. XII. — Insuffisance et rétrécissement mitral. Mort à la suite d'accidents cardiaques. (Heinrich Fritsch.)

Femme Rembort, âgée de 21 ans, entra en traitement l'avant-dernier mois
de sa grossesse. Elle est très-forte et prétend avoir souffert depuis son jeune
âge de palpitations et de crachements de sang, ce qui ne l'empêchait pas de
travailler en qualité de domestique. Ce n'est qu'après les cinq premiers
mois de la grossesse qu'une marche rapide, des efforts et surtout les mouvements du tronc produisaient chez la malade du vertige, des éblouissements,
des bourdonnements d'oreille et des palpitations de cœur, accompagnées
d'oppression.

Les couleurs de la face ont pâli chez la malade, cependant elle a encore
bonne mine et n'a pas du tout conscience de la gravité de son état, mais les
accès d'oppression devenant de plus en plus fréquents, elle entre à l'hôpital le 26 octobre 1871. Le chef du service la trouve dans l'état suivant :
La malade est grasse, elle n'a aucune trace d'œdème ; il y a un peu de cyanose des lèvres et des paupières. La matité du cœur commence à la troisième côte, s'étend très-peu au delà du bord gauche du sternum et occupe

Casanova.   3 une largeur de 10 à 11 centimètres. Le choc précordial n'est pas trop violent; à la pointe, on trouve que le premier bruit est remplacé par un souffle léger et double, le second bruit est très-faible. Le pouls est à 90, petit, mou, irrégulier ; beaucoup de pulsations sont presque insensibles.

L'accouchement a lieu le 17 novembre, à 4 heures du matin. Il était depuis plusieurs jours annoncé par des douleurs; le bassin est moyennement rétréci, aussi pose-t-on un pronostic défavorable. La poche des eaux se rompt et la tête demeure aasez longtemps au-dessus du détroit supérieur; elle pénètre enfin, et les douleurs deviennent intenses. La malade n'est ni cyanosée, ni oppressée; on applique le forceps et on extrait la tête avec assez de difficulté.

En somme, il ne s'est rien produit de fâcheux pendant l'accouchement ; les premiers jours qui le suivirent se passèrent aussi assez bien et la malade ne se plaignit que de quelques accès d'asthme. Soudain et sans motif, apparaissent de l'oppression et des palpitations. J'arrivai pendant un de ces accès et je trouvai le pouls tout à fait irrégulier et à 160.

Le diziémé jour après l'accouchement, les accès cessèrent définitivement, et, au moment de la sortie, la malade se trouvait dans un aussi bon éta qu'avant la grossesse.

Le 14 juin 1873, cette femme entra de nouveau à l'hôpital; elle était enceinte et son état général était moins satisfaisant que pendant la première grossesse. A partir du neuvième mois, les palpitations notamment deviennent tellement incommodes que souvent elles éveillaient la malade au milieu de la nuit. L'oppression, qui existait à peine pendant la première grossesse, était devenue considérable.

Le 9 juillet, les douleurs commencèrent. Au toucher, on trouva le col complètement dilaté. On sentit la tête et, au devant d'elle, on perçut dans la poche des eaux les pulsations du cordon ombilical. L'affection cardiaque rendait une prompte délivrance fort désirable, et, comme la position du cordon et l'étroitesse du bassin fournissaient une autre indication pour intervenir, le professeur Olshausen se décida à faire la version. L'opération fut exécutée rapidement et l'enfant fut extrait vivant. La délivrance fut suivie d'une hémorrhagie assez considérable causée par l'atonie de l'utérus; mais on l'arrêta en peu de temps. Les suites de couches furent normales. Jamais de fièvre.

En mars 1876, je fus appelé auprès de cette femme pour lui donner des soins et l'accoucher. Elle était plus amaigrie qn'auparavant; de l'œdème des paupières et des malléoles survient de temps en temps, mais ne persiste point. Nulle trace d'albumine dans les urines. Le repos absolu peut seu permettre à la malade de se trouver dans un état supportable, et, même dans ces conditions, elle est prise souvent de ;palpitations et d'oppression qui la réveillent au milieu de son sommeil. La morphine, la digitale et les purgatifs la soulagent un peu. Les symptômes du côté du cœur sont très-accentués, le choc précordial est très-violent ; au plus petit effort, tout le thorax en est ébranlé ; si la patiente vient à s'asseoir, tout le tronc et la tête éprouvent une secousse.

Le 9 avril, les douleurs commencèrent. Au bout de quelques heures, le col était dilaté. Pendant ce temps, tous les symptômes s'étaient aggravés et le pouls était irrégulier ; par moments, la malade perdait conscience du monde extérieur, on observait en outre un délire tranquille ou des cris ressemblant à ceux d'une malade incomplètement chloroformée. La réussite de la version dans le précédent accouchement m'engagea à la tenter encore cette fois. Avant de l'entreprendre, quelques douleurs violentes se manifestèrent, l'état de la malade devint de plus en plus inquiétant. La respiration était rapide, le pouls innombrable, le cœur martelait la poitrine. Enfin, après avoir jeté un grand cri, la malade perdit toute conscience. Le version fut facile, mais l'amélioration ne fut pas subite, et ce ne fut qu'après l'administration d'un peu de vin que la respiration devint plus calme et que le pouls se régularisa un peu ; les pupilles étaient dilatées, la malade semblait avoir repris connaissance, mais la parole manquait encore. Le lendemain matin, les palpitations et la dyspnée avaient diminué, le pouls était petit, fuyant et irrégulier. La malade se sentait faible à mourir. Température 36°,5. Pas de douleurs. Une dose de digitale amena plutôt une aggravation qu'une amélioration. On essaya de lui envelopper les jambes, mais on en fut empêché par la recrudescence de la dyspnée. La mort eut lieu le 19 avril.

Autopsie. — Vingt-quatre heures après la mort. Le corps est peu amaigri, pas de traces d'œdème ; à l'ouverture du thorax, les deux poumons s'affaisent, le péricarde contient un peu de sérosité. Le cœur est globuleux, placé horizontalement et au moins doublé de volume ; il a dans sa plus grande longueur 15 centimètres. Le ventricule gauche est long de 10 centimètres ; on trouve dans le cœur du sang liquide et du sang coagulé ; la fibre musculaire est saine et l'examen a été fait au microscope. Les valvules aortiques sont saines, les cordages tendineux sont raccourcis, l'orifice mitral est peu sténosé mais très-insuffisant. Les bords de la valvule sont épaissis et présentent des nodosités ; la surface de l'endocarde est brillante et sans injection. L'épaisseur maximum du ventricule gauche est de 1, 3. La cavité droite un peu moins agrandie que la gauche. L'épaisseur maximum du ventricule droit est de 0 c. 7. L'oreillette et les veines caves sont très-dilatées, les poumons sont amincis et sains, les grosses veines abdominales sont bourrées de sang. Les viscères abdominaux sont congestionnés, l'uterus est sain.

OBS. XIII. — Rétrécissement mitral. Mort (Heinrich Fristch.)

Femme Kein, 28 ans, enceinte pour la troisième fois, arrive en traitement le septième mois de sa grossesse. La deuxième couche a été suivie de rhumatisme articulaire aigu, limité à l'articulation scapulo-humérale ; tout d'abord elle ne prit pas le lit, ce n'est que quinze jours après le début de son rhumatisme qu'elle a éprouvé des douleurs à la région du cœur et des reins, et qu'elle a été obligée de s'aliter.

Actuellement elle présente un rétrécissement mitral, avec stase veineuse ; il y a en outre de l'œdème aux deux jambes, la vulve est tellement gonflée que la malade est obligée de tenir les jambes écartées, quand elle est couchée dans son lit ; l'œdème s'étend jusqu'à la région hypogastrique et la face elle-même est œdémateuse. Les veines jugulaires sont dilatées considérablement et présentent des ondulations. La dyspnée est telle que la malade est assise dans son lit et peut à peine parler ; les crachats sont spumeux, mais sans être sanglants ni purulents, cependant la malade a craché une fois un peu de sang en toussant.

Elle se plaint en outre de nausées, de vomissements, de maux de tête, de vertiges et de pertes de connaissance.

Dans tout le poumon il y a des râles humides, à petites et grosses bulles ; à la partie inférieure des deux poumons la respiration est bronchique.

La matité du cœur commence à gauche à la troisième côte, va un peu au delà de la ligne mammelonnaire et à droite dépasse de deux travers de doigt le bord du sternum. Le choc cardiaque est irrégulier et ébranle la partie inférieure de la partie gauche de thorax. Les deux bruits du cœur sont remplacés par un souffle râpeux, le second ton pulmonaire est renforcé. L'urine contient beaucoup d'albumine et de mucus, mais il n'y a pas de cylindres. Pour tout dire, la patiente se trouvait dans un tel état que je pesai plusieurs fois quelles pouvaient être les chances d'un accouchement prématuré.

Le 28 juillet s'écoule subitement une énorme quantité de liquide amniotique. Je fus appelé ; je trouvai la portion vaginale du col non encore effacée et je sentis la tête fœtale : à ce moment la malade se trouvait mieux et dormait, le pouls était plus calme et plus régulier, la dyspnée moins

intense L'accouchemènt s'effectua dans la nuit sans le secours d'une sage-
femme. La malade dit s'être sentie tellement faible au moment des douleurs qu'elle ne put appeler sa voisine ; ses enfants dormaient, et elle avait
perdu connaissance. Quand elle revint à elle, elle trouva entre ses jambes
un enfant qui criait ; elle éveilla alors un de ses enfants et fit appeler une
voisine qui vint lier le cordon et pratiquer l'extraction du placenta ;
j'arrivai le lendemain, la malade allait mieux, la respiration était plus
tranquille, le pouls était à 100 et irrégulier. L'enfant était venu quatre
semaines environ avant terme. Le quatrième jour le pouls tomba à soixante.
Mais l'affection rénale prit le dessus et donna lieu à une augmentation de
l'œdème, de la toux et de la dyspnée. Il se produisit de l'hydrothorax.

Il survint quelque temps après un peu de dévoiement qui diminua un peu
la dyspnée, mais qui affaiblit la malade Trois jours avant la mort, héma-
témèse considérable. Mort le 21 octobre 1873.

Autopsie 24 heures après la mort. OEdème de toute la moitié inférieure
du corps à partir de l'ombilic. Dans la cavité abdominale un demi-litre de
sérosité. Le péricarde contient aussi beaucoup de liquide, le cœur a une
forme globuleuse et il est doublé de volume. L'oreillette gauche dilatée
notablement, la mitrale sténosée, son orifice ne permet pas l'introduction
du doigt, les valvules sont rétractées, épaissies, noueuses. Les cordages
tendineux sont raccourcis ; les muscles papillaires sont aussi courts et
épaissis, le ventricule est peu hypertrophié, le tissu musculaire en est
flasque et friable, exsangue, graisseux. Oreillette et ventricule droits énor-
mément dilatés ; l'épaisseur de la paroi de ce dernier n'a guère plus de
deux millimètres ; les deux veines coronaires sont dilatées, mais leurs valvules sont saines. Les deux reins sont atrophiés et pâles, la substance
corticale est amincie. A la surface du rein quelques extravasations sanguines,
le tissu conjonctif épaissi. Foie muscade.

Noyaux apoplectiques dans le poumon, vieux infarctus, vieille cicatrice,
infiltration récente, compression des parties inférieures, bronches conges-
tionnées. Hydrothorax.

Obs. XIV. — Endocardite d'origine puerpérale. Accidents asphyxiques à
la suite de nouvelles grossesses. Mort. (Heinrich Fritsch.)

Mme Braude, âgée de 39 ans, est accouchée neuf fois d'enfants encore
vivants et venus facilement. A la dixième grossesse, le 11 novembre 1873,
le placenta était inséré sur le col, ce qui donna lieu à une perte de sang
très-considérable ; on pratiqua l'accouchement forcé et on retira un enfant

de huit mois, mort-né. Pendant les premiers jours de ses couches, cette femme qui se trouvait dans un village voisin s'est assez bien sentie. Le soir du cinquième jour, frisson, point de côté, respiration très-douloureuse. C'est le jour suivant que je vois l'accouchée. On trouvait à gauche, en arrière et sur le côté des signes de pleurésie ; à la région précordiale on entend du frottement péricardique. Périmétrite et paramétrite ; au mollet droit et à la partie supérieure de la cuisse phlébothrombose avec périphlébite. Pouls 100, température (à midi), 41°.

Par suite du traitement avec des épithèmes hydrothérapiques, de la digitale, de la quinine et des purgatifs, tous les symptômes s'effacent, à l'exception de ceux du cœur. Cependant dans la matinée, seul moment où je pus voir la malade, la fièvre demeura à 40 et le pouls continua d'être rapide. A la pointe, ainsi qu'à la base du cœur, on entendait à la place du premier bruit un souffle très-distinct qui masquait aussi le deuxième. Je priai mon chef d'alors M. le professeur Olshausen de voir la malade; c'était la quatrième semaine après les couches; il n'existait plus que des thrombus douloureux et du gonflement des jambes ; la pleurésie elle-même avait disparu. L'accroissement du volume du cœur n'était pas facile à constater, néanmoins le professeur Olshausen crut devoir penser à une endocardite, mais il ne porta le diagnostic qu'avec réserve, car à cause de l'éloignement de la malade et du peu d'intelligence des personnes qui l'entouraient la présence de la fièvre n'avait pu être constatée une seule fois.

Progressivement l'état de la malade s'améliora, mais il persistait toujours un bruit de souffle au premier temps.

Je l'avais perdue de vue lorsque pendant l'été 1874, son mari vint m'appeler ; il me déclara que depuis l'accouchement sa femme n'était pas encore revenue à la santé et qu'elle se plaignait spécialement de palpitations et de dispnée. Je vis la malade et je lui trouvai tous les symptômes d'une lésion mirale mal compensée. Le cœur battait si fort que toute la partie supérieure du corps de la malade en était ébranlée, en même temps il y avait de la dyspnée et le pouls très-rapide était tantôt fort, tantôt faible. A la percussion je trouve de la matité à partir de la deuxième jusqu'à la septième côte. A l'auscultation on trouve les deux bruits du cœur remplacés par des souffles ; il y a surtout un souffle râpeux et prolongé au premier temps qui s'entend partout ; le deuxième ton pulmonaire n'est réellement pas renfoncé ; il y a un peu d'œdème aux malléoles. On avait donc affaire à une insuffisance et à un rétrécissement mitral, les renseignements fournis par la femme aussi bien que par le mari et les parents ne permettaient point de croire à une endocardite antérieure qui serait restée latente pen-

dant un certain temps. Mme B. a d'ailleurs accouché de neuf enfants, elle a
toujours travaillé aux champs et joui d'une excellente santé, je pouvais
par conséquent considérer la lésion valvulaire actuelle comme n'étant qu'un
reste de l'endocardite que le professeur Olshausen avait cru pouvoir diagnostiquer. L'hypothèse même que nous aurions eu affaire jadis à une affection latente de l'endocarde, qui avait récidivé me paraît cliniquement
impossible, d'autant plus que l'endocardite aiguë affecte peu les individus
qui ont déja souffert précédemment d'une affection cardiaque; mais
comme il aurait fallu se demander si l'endocardite dépendait de la pleurésie ou de la péricardite concomitante, ou bien encore si elle était une suite
des accidents de phlébite qui existaient dans l'extrémité inférieure, je n'osai
pas me prononcer.

Le traitement se borna à soulager l'état actuel ; les symptômes prédo-
minants consistaient dans de la dyspnée et de l'oppression ; les mois suivants l'œdème gagna les jambes. Une observation plus précise était
impossible par suite de l'éloignement de la malade.

En été 1875, je fus de nouveau appelé auprès de cette femme ; je ne
l'avais pas vue depuis quatre mois ; cette fois elle était enceinte et en était
à son cinquième ou sixième mois de grossesse. Son état était très-mauvais ;
pendant les trois premiers mois elle s'était trouvée mieux que l'année dernière, mais aujourd'hui les palpitations et la dyspnée avaient augmenté
considérablement ; les médicaments avaient eu peu d'effet et l'état généra
s'aggrava toujours, mais l'œdème resta limité aux extrémités inférieures.

Six semaines après ma visite, le mari m'apporta un fœtus mort-né de
huit mois environ. Il disait que sa femme s'était plainte subitement
dans la nuit, mais comme elle n'avait pas répondu à ses questions, il s'en-
dormit ; peu de temps après il fut réveillé par les gémissements ; il alla
voir ce qui se passait et il la trouva sans connaissance. Une femme fut
appelée qui, au moment où elle soulevait la couverture pour frictionner
les jambes, trouva dans le lit un enfant mort; il n'y avait pas eu d'hémorrhagie ; l'accouchée avait repris connaissance.

Je me hâtai d'y aller et je trouvai la malade à toute extrémité; le pouls
était innombrable et irrégulier ; la plupart des pulsations étaient très
petites, de temps en temps cependant en arrivait une plus forte ; quelquefois on ne trouvait plus de pouls pendant trois ou quatre secondes ; la
cœur martelait la poitrine et son rhythme présentait une irrégularité
dont je n'avais jamais vu d'exemple.

La malade avait sa connaissance ; elle se croyait près de mourir, les
lèvres étaient cyanosées, la peau était très-blanche, les muqueuses pâles,

l'œdème peu étendu. Il survint à un moment une émission d'urine d'une abondance extraordinaire, et des selles diarrhéiques involontaires. Quarante-huit heures après l'accouchement, la patiente était morte.

Autopsie. — Cadavre grand, très-osseux et maigre ; œdème aux deux membres inférieurs. Dans le péritoine, dans la plèvre et dans le péricarde, peu de sérosité ; le cœur considérablement hypertrophié, principalement du côté gauche ; les vaisseaux propres du cœur sont gros comme le petit doigt, l'orifice auriculo-ventriculaire gauche est insuffisant et rétréci ; on peut cependant y introduire le doigt. Dans un des nodules qui garnissaient le bord des valvules, je trouvai un kyste gros comme la tête d'une épingle et rempli d'une bouillie athéromateuse. Le reste de la surface des valvules est lisse, mais d'une consistance cartilagineuse. L'endocarde est hyperémié dans ses couches les plus profondes, les valvules aortiques sont altérées et insuffisantes, l'oreillette et le ventricule gauche sont doublés de volume, la paroi du ventricule droit n'est pas amincie (on eût pu et même dû diagnostiquer l'insuffisance aortique). Le cœur droit est moyennement dilaté, la cloison de l'oreillette gauche fait saillie dans la cavité de l'oreillette droite. Dans la rate, une vieille cicatrice rayonnée. Reins gros et hyperémiés, substance corticale épaissie.

Dans la majorité des cas, l'asystolie n'est que passagère et les malades reviennent à la santé après l'accouchement, ou bien tout se borne à quelques étouffements et à des palpitations plus ou moins pénibles.

Voici à ce sujet trois observations, dont deux m'appartiennent, la troisième est de M. Marty.

Obs. XV. — Insuffisance mitrale, accidents après la deuxième grossesse.

Salle Sainte-Anne, Hôtel-Dieu, n° 8. Cayre, 35 ans, mariée à 21 ans. Elle a eu une fièvre typhoïde à 14 ans ; elle est essoufflée depuis sa jeunesse. Après sa deuxième grossesse, elle est restée plus essoufflée qu'avant et elle a éprouvé des palpitations plus fréquentes. A la troisième, quatrième, cinquième, sixième, septième grossesse, son mal ne s'est pas aggravé beaucoup, mais à la neuvième grossesse, les accidents sont survenus d'une façon précoce ; dès les quatre premiers mois, l'œdème avait atteint les jambes et l'abdomen; l'oppression s'était aussi montrée de bonne heure, elle avait augmenté d'une façon progressive et, au septième mois, elle était devenue intolérable; son médecin jugea à propos de lui pratiquer une saignée; pendant vingt-quatre heures elle se trouva un peu soulagée, mais au bout de ce temps, les accès de suffocation reparurent plus intenses que jamais, aussi s'est-elle décidée à venir à l'hôpital. On lui a administré de la digitale et on lui a appliqué des ventouses sèches qui l'ont souagée un peu. Dix ou douze jours après son entrée, le travail s'est déclaré, et elle est accouchee deux mois avant le terme, de deux enfants qui sont morts au bout de quelques jours.

Dès qu'elle a été délivrée, elle s'est trouvée assez bien le premier jour, puis les accès de suffocation ont reparu ; cependant, sous l'influence du repos et de la digitale, les accidents ont disparu assez vite et d'une façon définitive; quatre semaines après l'accouchement, il n'y a plus trace d'œdème et la malade demande à sortir.

En auscultant la région précordiale, on trouve un bruit de souffle au premier temps et à la pointe; le pouls est petit mais régulier.

Obs. XVI. — Insuffisance mitrale ; accidents généraux graves, accouchement prématuré ; guérison passable.

Mme Mercier, 38 ans, salle St-Pierre, Hôtel-Dieu. Cette femme a eu un rhumatisme il y a huit ans ; à partir de cette époque elle éprouvait facilement des palpitations, et était essoufflée en marchant un peu vite; il y a neuf mois elle est devenu enceinte pour la première fois ; dès les premiers mois elle a eu une toux persistante et des palpitations continuelles; à mesure que la grossesse avançait, la gêne de la respiration devenait plus grande et elle a été obligée d'entrer à la clinique d'accouchements dans le service de M. Depaul; elle a passé là une quinzaine, et de jour en jour l'œdème et les accès de suffocation ont acquis une intensité extraordinaire; le repos horizontal et le sommeil étaient devenus impossibles. La digitale et les révulsifs qu'on lui a administrés l'ont aidée à lutter contre l'asphyxie ; mais à un moment donné les accidents avaient pris une telle proportion qu'on n'attendait plus que l'époque de la viabilité du fœtus pour pratiquer l'accouchement prématuré; heureusement pour elle le travail s'est déclaré à six mois et demi et elle a accouché d'un enfant qui a vécu quelques jours.

A partir de ce moment une amélioration sensible s'est déclarée et elle a voulu quitter l'hôpital avant d'être e ntièrement guérie; les accidents on[t] récidivé et elle a été obligée de rentrer à l'Hôtel-Dieu. Aujourd'hui, trois mois après l'accouchement, sous l'influence du repos et de la digitale l'œdème et la dyspnée ont disparu ; les palpitations ne se montrent qu'après la marche. Elle quitte l'hôpital dans un état satisfaisant.

Obs. XVII (Marty). — Clémentine Lassale, Cochin, salle St-Philippe ; 39 ans.

A treize ans, la malade a eu une attaque de rhumatisme articulaire aigu, généralisé, qui a duré assez longtemps.

Première grossesse à vingt-deux ans; les symptômes cardiaques ont commencé avant cette grossesse ; essoufflement facile, palpitations violentes et jamais d'œdème ; cependant la grossesse est assez bonne ; elle accoucha à terme d'un enfant vivant ; cependant elle remarqua que les palpitations avaient augmenté de force et que ses jambes avaient présenté un peu d'œdème. Deuxième grossesse à trente-huit ans; l'œdème commença encore dès le premier mois et l'oppression devint plus marquée. A six mois elle fit une fausse couche; l'enfant était mort. L'oppression, les palpitations et l'œdème la retinrent encore deux mois à l'hôpital après ses couches.

Troisième grossesse à 39 ans; l'œdème a commencé dès les premiers jours, la marche est impossible. Les battements du cœur et les étouffements sont plus forts que pendant les autres grossesses ; le besoin d'air est continuel, la malade ne peut rester qu'assise et l'œdème s'est généralisé. Cependant, sous l'influence d'un long séjour au lit, ce dernier symptôme a disparu et la malade a pu accoucher à terme d'un enfant vivant. Chose remarquable, il se développe de nouveau des phénomènes d'infiltration après qu'elle est accouchée; aujourd'hui son état est passable.

C'est donc presque toujours grâce à l'accouchement prématuré ou à l'avortement que la femme peut échapper aux accidents d'asphyxie qui la menacent d'une mort prochaine. Nous aurons plus tard à expliquer ce fait et à en faire ressortir l'importance au point de vue du traitement obstétrical ; mais il est facile de voir, d'après ce qui précède, que les malades se rétablissent rarement d'une façon complète ; la fonction circulatoire peut reprendre momentanément son équilibre, mais cet équilibre devient de plus en plus instable, et toute grossesse ultérieure ou toute autre cause d'asystolie amènera des désordres à la fois plus graves et plus faciles à apparaître.

Voici un cas où l'accouchement a d'abord soulagé la malade d'une façon très-marquée, puis les accidents ont reparu et ont déterminé la mort.

Obs. XVIII (Fischel). — Une jeune femme de 29 ans, ayant accouché il y a cinq ans, avait eu à ce moment une attaque de rhumatisme articulaire aigu, compliqué de palpitations.

Actuellement elle est parvenue au septième mois d'une nouvelle grossesse et les mêmes symptômes sont revenus, mais avec plus d'intensité : toux violente le jour et la nuit, pouls petit, 80 pulsations et 36 inspirations par minute ; elle présente les signes d'une insuffisance mitrale. Plus la grossesse approchait de son terme, plus devenaient intenses les accès de dyspnée. Quatorze jours avant l'accouchement, orthopnée persistante. L'accouchement se fit bien et vite.

Pendant les cinq premiers jours la dyspnée diminua, et le sixième se développèrent des symptômes alarmants ; asthme, 60 respirations par minute, pouls misérable, impossibilité de compter les pulsations, et finalement la respiration devient bruyante, stertoreuse, la face se cyanose, et tout le corps se couvre d'une sueur froide. Tout semblait désespéré ; le Dʳ Fischel prescrit néanmoins de l'ipéca et de la digitale ; il se produisit une amélioration telle que, au bout de trois semaines, la malade put quitter le lit et même la chambre quelques jours après.

Mais cinq semaines n'étaient point passées que déjà les accès de dyspnée reparaissaient plus intenses que jamais. Il survint de l'œdème des membres, les urines devinrent albumineuses ; la malade mourut ou bout de la huitième semaine.

Cela veut dire que la déplétion utérine a bien pu suspendre momentanément les accidents en facilitant le travail du cœur, mais les atteintes portées à la constitution générale avaient été si profondes, le cœur avait tant perdu de sa force contractile, qu'il a suffi d'une cause insignifiante et qui a passé inaperçue, pour amener une asystolie définitive et une mort rapide.

Concrétions sanguines. — Chez la femme enceinte, atteinte de maladies organiques du cœur, il y a deux causes qui concourent à la formation de caillots sanguins dans l'intérieur des cavités cardiaques ; la première tient à l'augmentation de la fibrine du sang, la seconde est sous la dépendance des lésions anatomiques. On sait en effet que tout obstacle à la libre circulation du sang dans le cœur, toute saillie ou dépression anormale, toute inégalité de la surface des cavités ou des valvules, peut devenir l'occasion d'une concrétion en arrêtant les globules rouges ou blancs, et en déterminant des stases partielles. « On peut grossièrement comparer ce mécanisme à ce qui se passe ans une rivière qui charrie des glaçons : les inégalités de la rive, les piles des ponts, les navires à l'ancre arrêtent les glaçons ; ceux-ci à leur tour en arrêtent d'autres et ainsi de suite. » (Raynaud).

Quoique d'ordre purement mécanique, les phénomènes engendrés par la présence des concrétions dans une des cavités du cœur sont souvent assez graves. Elles ont pour premier résultat d'entraver la circulation cardiaque, en apportant un obstacle au fonctionnement régulier des valvules ; d'un autre côté elles peuvent donner lieu à divers accidents emboliques, suivant les artères qu'elles vont oblitérer (infarctus viscéraux, gangrène des membres, ramollissement cérébral).

Pronostic des différentes lésions valvulaires, au point de vue des accidents gravido-cardiaques. — Il nous reste à examiner si la nature de la lésion valvulaire influe sur la production des accidents gravido-cardiaques. C'est un point

qui est digne d'attention, car si le médecin est consulté sur
la question de savoir si l'on peut permettre le mariage à
une femme atteinte de maladie du cœur, il devra être pré-
venu qu'il y a une distinction importante à faire entre les
lésions qui affectent l'orifice mitral ou l'orifice aortique.
Quoiqu'on puisse aisément comprendre quels sont les dangers auxquels les altérations du cœur droit peuvent exposer
une femme enceinte, comme elles existent très-rare-
ment, au moins d'une façon primitive, nous nous garderons
d'insister à ce sujet; mais en ce qui concerne la gravité
relative des différentes affections valvulaires du cœur
gauche, on peut pour ainsi dire tout prévoir à l'avance. On
sait, en effet, qu'au point de vue des troubles circulatoires
qu'ils peuvent engendrer, l'insuffisance aortique et encore moins le rétrécissement ne sont pas des affections
dangereuses, elles sont au contraire bien tolérées, compa-
tibles avec une longue existence, et n'étaient la crainte per-
pétuelle d'une syncope mortelle, ou un affaiblissement
précoce et inusité de la contractilité cardiaque, le pronostic
serait tout à fait bénin; tandis que pour les lésions de l'o-
rifice mitral, les inconvénients sont tout autres, ce sont
les maladies de cœur qui entraînent par excellence les palpitations et les troubles circulatoires les plus prononcés.

La période de compensation et de tolérance de ces deux
lésions, et principalement de l'insuffisance mitrale, est
toujours courte; par suite de la stase progressive qui se fait
dans l'oreillette gauche, dans les veines et les capillaires
du poumon, le ventricule droit, dont les parois sont, on le
sait bien, si minces et dépourvues de résistance, devient
impuissant à surmonter l'obstacle; il cède sous l'effort de
la pression sanguine, et la tricuspide devient insuffisante.
A ce moment, l'asystolie est constituée; elle arrive avec
son cortége habituel d'accidents qui s'appellent les uns les

autres, c'est-à-dire les congestions, les hydropisies, les hémorrhagies ; passagère d'abord et susceptible de se modifier sous l'influence du traitement, on la verra nécessairement se reproduire, et entraîner, à bref délai, la mort du malade.

Ainsi donc, eu égard aux désordres circulatoires, il faut placer, en première ligne, l'insuffisance mitrale ; puis viennent le rétrécissement mitral, l'insuffisance aortique, et en dernier lieu le rétrécissement aortique. S'il en est ainsi, on comprend que la grossesse qui justement a pour résultat de troubler gravement l'équilibre circulatoire en imposant au cœur un surcroît de travail, exercera (comme l'a d'ailleurs déjà fait remarquer M. Germain Sée) ses effets les plus funestes, chez les malades atteintes d'insuffisance et de rétrécissement mitral. Quant à l'insuffisance et au rétrécissement aortique, ils sont loin d'offrir les mêmes dangers, et sans vouloir multiplier les exemples, nous nous contenterons de rapporter une observation personnelle qui, à ce point de vue, nous paraît intéressante.

OBS. XIX. — Insuffisance aortique, cinq enfants, pas d'accidents.

Charité, salle Saint-Vincent, n° 4, Madame Quamoine, 32 ans. Rhumatisme à 17 ans, palpitations depuis cette époque. Elle s'est mariée et a eu cinq enfants à terme, le premier est vivant et se porte bien, trois sont morts accidentellement, et le dernier n'a vécu qu'un mois. Toutes ses grossesses ont été normales : loin de se trouver plus malade, elle prétend au contraire s'être trouvée mieux que d'habitude et pourtant, comme elle est religieuse de sa profession, elle a toujours fait un travail assez fatigant. Actuellement elle est à l'hôpital pour des métrorhagies paraissant tenir à une affection utérine. Elle présente à la base un souffle de nature organique, au second temps. Le pouls est fort et régulier ; la malade se plaint d'éprouver facilement des vertiges et un sentiment de défaillance.

Voici encore l'observation d'une malade atteinte d'insuffisance mitrale qui n'a pas éprouvé d'accidents, seulement on remarquera que c'est sa première grossesse :

Obs. **XX.** — Insuffisance mitrale ; première grossesse, pas d'accidents.

Salle Saint-Pierre (Hôtel-Dieu). — Eléonore, 27 ans, mariée depuis un an. Il y a deux ou trois ans, elle a eu un rhumatisme, limité à l'articulation scapulo-humérale ; il s'est accompagné de palpitations et de douleurs à la région précordiale, qui ont disparu au bout d'un certain temps. Actuellement, on perçoit à la pointe un souffle systolique très-marqué, le pouls est petit mais régulier.

Cette femme est devenue enceinte il y a un an ; elle n'a rien éprouvé du côté du cœur et s'est bien trouvée pendant toute sa grossesse. A huit mois, à la suite d'une frayeur, elle a fait une fausse couche, et vingt-cinq jours après, elle a eu une métrorrhagie abondante.

Que si maintenant on veut savoir, une lésion du cœur tant donnée, si la grossesse produira des accidents plutôt chez une femme que chez une autre, il faudra étudier les antécédents et l'état général de la malade, c'est-à-dire les conditions dans lesquelles se trouvent les différentes parties de son organisme et les modifications qu'elles subissent sous l'influence de la lésion cardiaque. A cet effet, il faut tenir compte de l'état de la circulation capillaire, de la puissance du muscle cardiaque, de l'affaiblissement qu'il éprouve, du degré de dégénérescence granuleuse ou graisseuse que son tissu peut subir ; l'affaiblissement, que l'on apprécie d'après l'énergie des battements et des bruits, d'après la dilatation que les cavités présentent et par l'état de la tension artérielle ; la dégénérescence qu'on présume en raison de l'âge des malades, des conditions d'hygiène dans lesquelles elles ont vécu ou des maladies graves qu'elles ont pu subir.

CHAPITRE IV.

EFFETS DES MALADIES DU CŒUR SUR LES FONCTIONS DE GÉNÉRATION : AVORTEMENT, ACCOUCHEMENT PRÉMATURÉ, MÉTRORRHAGIES.

Nous avons déjà, dans le cours de notre travail, fait observer d'une façon incidente que l'avortement, l'accouchement prématuré aussi bien que les hémorrhagies, soit pendant, soit après la grossesse, surviennent d'une façon très-fréquente ; quant aux rares enfants qui arrivent à terme, ils naissent faibles, chétifs, et ne fournissent point une longue carrière. Après avoir fourni à ce sujet quelques autres exemples qui sont pour ainsi dire topiques, nous rechercherons quelles sont les causes de ces accidents.

Obs. XXI (Marty). — Clémence Demorny, 25 ans , entrée le 18 octobre 1875, Charité, salle Sainte-Anne. Antécédents pathologiques : scrofules, scarlatine à 5 ans, fièvre typhoïde immédiatement aprés, chorée à 11 ans.

A 12 ans, l'établissement de la menstruation est difficile, et plus tard de véritables hémorrhagies qui duraient huit jours et qui ont reparu plusieurs fois. Jamais le moindre battement de cœur, la marche était facile.

Première grossesse à 16 ans. Aucun accident, accouchement naturel et à terme.

Deuxième grossesse à 18 ans. Pendant celle-ci pertes continuelles, qui commencent au deuxième mois et persistent jusqu'au sixième, époque à laquelle elle fit une fausse couche.

Troisième grossesse à 19 ans. Les pertes furent tout aussi abondantes. En outre, elle ressentit quelques battements de cœur ; dès qu'elle marchait un peu, elle était essoufflée, fausse couche à quatre mois. Les palpitation ne disparurent pas complètement.

Quatrième grossesse à 20 ans. Dès les premiers mois, battements de cœur assez violents; au deuxième, pertes continuelles. Pas d'œdème, fausse couche à quatre mois.

Cinquième grossesse. Pertes continuelles et palpitations. Fausse couche à trois mois et demi.

Sixième grossesse à 22 ans. Le commencement de la grossesse a été bon. Les pertes n'ont commencé qu'au septième mois ; à cet instant on craignit la fausse couche, mais un médecin put arrêter les accidents. Palpitations. Accouchement à terme, bon.

Septième grossesse à 24 ans. Pertes abondantes et fausse couche à deux mois et demi. La malade ayant nourri pendant dix-sept mois, n'eut pendant ce temps ni pertes ni règles. Elles n'ont reparu qu'à la cessation de l'allaitation. Palpitations assez violentes.

Huitième et neuvième grossesses. Pertes, palpitations et fausses couches.

A l'examen du cœur, on trouve de l'hypertrophie, un souffle présystolique à la pointe et un dédoublement du second bruit. Pouls petit, lent, irrégulier.

Obs. XXII (Pinard). — La nommée Honorine, piqueuse de bottines, âgée de 23 ans, entra le 5 février 1874, salle Saint-Vincent, lit n° 4. Son père et sa mère jouissent d'une bonne santé. Pour elle, elle a eu quatre enfants à terme, mais dont l'un est mort très-jeune; quant aux trois autres tous sont rhumatisants.

La malade a été réglée à 14 ans. Depuis elle voit régulièrement tous les 28 jours. Elle raconte qu'à l'âge de 7 ans elle eut une première attaque de rhumatisme, qui la fit rester au lit cinq mois, tant chez un parent que dans le service de M. Blache.

A 9 ans, nouvelle attaque rhumatismale, elle resta un mois à l'hôpital.

A 11 ans, elle fut reprise de douleurs rhumatismales. A 14 et 19 ans, quatrième et cinquième attaque. Depuis l'âge de 20 ans, bonne santé générale si ce n'est de la dyspnée, des accès d'étouffement, des palpitations, et une légère bronchite.

Dernière apparition des règles, le 1er août 1873. Epoque présumée de la grossesse : derniers jours du mois d'août.

Pendant les deux premiers mois l'appétit augmente, mais depuis surviennent de l'inappétence, des vomissements, des palpitations très-fréquentes. L'oppression devint très-considérable; il lui fut bientôt impossible de monter même un étage. Depuis 15 jours, œdème des membres inférieurs, bronchite intense, expectoration abondante. Les crachats depuis cette époque sont teints de sang.

Enfin de fréquentes syncopes d'assez longue durée surviennent ces jours derniers. Son travail n'a rien de fatigant. Elle pique des bottines pendant sept à huit heures par jour.

Le 3 février, à la suite d'un accès d'oppression, elle se sentit mouillée et vît qu'elle perdait un peu de sang. Le 4, nouvel écoulement de sang. Puis douleurs de rein, et dans la nuit du 4 au 5, rupture de la poche des eaux.

Elle arriva à l'hôpital, le 5 à 11 heures.

Le toucher fait reconnaître: 1° que l'orifice offre une dilatation de 2 centimètres environ. Les bords sont très-minces; 2° que le fœtus se présente par le tronc. Les battements de cœur ne peuvent plus être perçus, l'utérus est rétracté. En raison du volume peu considérable du produit de la conception, on décide qu'on attendra l'"évolution spontanée. Cette dernière a lieu à 4 heures de l'après-midi.

L'enfant était mort, mais non macéré. Délivrance spontanée. Une heure après, placenta sain, mais hydrotomisé. Suites de couches normales.

En auscultant le cœur, on trouve à la pointe un souffle systolique très-prononcé. Il y a en outre une hypertrophie assez considérable.

A l'auscultation de la poitrine, on trouvait, lors de son entrée, de nombreux râles sous-crépitants à la base et sibilants dans le reste de la poitrine, râles qui disparaissent après la fausse couche.

Note. — Cette femme raconte que sa sœur qui comme elle a une affection du cœur, à déjà eu deux fausses couches, l'une à quatre mois, l'autre à cinq.

Dans l'observation suivante, les choses se passent plus naturellement, c'est-à-dire que les fausses couches ne se montrent qu'au moment où la maladie cardiaque commence à s'accentuer.

Obs. XXIII (Peter). — Clémence S..., 38 ans. Entrée le 19 mars 1874, à Saint-Antoine. Réglée à 13 ans d'une façon régulière. Cette femme n'a jamais été malade; les antécédents rhumatismaux sont nuls. Elle a eu cinq enfants à terme. Les accouchements furent faciles. Dans l'un seulement on eut à se servir des fers. Les suites ont toujours été bonnes. *Mais aucun de ces enfants ne vit.* Tous moururent malingres, chétifs, affaiblis par les diarrhées et les bronchites, avant d'avoir atteint leur première année.

Depuis l'âge de 20 ans, cette femme avait ressenti quelques palpitations, mais elles étaient devenues plus fréquentes, quand, à 35 ans, elle redevint

enceinte pour la sixième fois. Alors, grosse de cinq mois, elle fit une fausse
couche. En juin 1872, elle redevint grosse, et sa grossesse ne put pas plus
que les précédentes arriver à terme. Elle eut encore une fausse couche à
cinq mois et demi. Aucune chute, aucune violence, aucune perturbation
morale ne peuvent expliquer ces avortements.

En novembre dernier, elle se vit de nouveau grosse. Des vomissements la
tourmentèrent au début de la grossesse. C'est d'ailleurs le seul phénomène
à noter. Le 18 mars, dans ia nuit, elle fut prise de douleurs utérines. Elle
entra à l'hôpital l'après-midi, et l'accouchement fut facile.

Elle présentait une insuffisance mitrale avec rétrecissements, témoignan
de la cause des accidents survenus.

Obs. XXIV (Durozier). — Gourio, 31 ans, entre le 14 juillet 1872,
salle Saint-Bernard, 26, Hôtel-Dieu. Cette femme, dès son enfance, est gênée
pour courir et ne peut pas danser. Elle a beaucoup d'épistaxis. Les règles
n'apparaissent qu'une dizaine de fois. Sur six enfants, cinq vinrent morts
nés avant terme. Elle dit n'être souffrante que depuis un an environ et
surtout depuis deux mois.

On voit, d'après les observations qui précèdent, que pour
les avortements, l'accouchement prématuré et les hémorrhagies utérines, comme pour les accidents décrits dans le
précédent chapitre, ils ne se montrent en général que chez
les femmes où la lésion valvulaire s'est déjà traduite au
dehors par des symptômes plus ou moins marqués, consistant en palpitations, dyspnée, et qu'ils se reproduisent
avec d'autant plus de facilité s'il y a déjà eu des grossesses
antérieures.

L'expulsion prématurée du fœtus est un phénomène très-
fréquent; il y a plus de la moitié des cas où la grossesse
n'arrive point à terme, et pour se rendre compte de ces
faits, il ne peut pas y avoir deux explications, il n'y en a
qu'une. Ce sont toujours, comme l'a fait observer M. Peter,
les troubles profonds apportés à la circulation par la maladie de cœur qui provoquent les hémorrhagies utérines

aussi bien que l'accouchement avant terme. Mais si l'on veut pousser l'explication plus loin et rechercher quelles sont les causes déterminantes de la contraction prématurée de la fibre utérine, il est nécessaire de distinguer trois cas : celui où le produit de la conception naît mort, celui où il naît vivant, et celui, enfin, où il est expulsé dans les prémiers mois de la grossesse.

Dans le premier cas, qui est peut-être le plus rare, il est facile d'admettre, avec M. Germain Sée, que le fœtus périt d'asphyxie et d'inanition parce qu'il ne trouve plus, dans le sang vicié de la mère, ni l'oxygène, ni les autres matériaux qui lui sont nécessaires pour satisfaire aux besoins de sa nutrition ; or on sait que dès que le fœtus est mort et qu'il devient ainsi pour l'organisme un véritable corps etranger, il ne tarde pas à être chassé de la cavité utérine. C'est aussi à cette insuffisance de la nutrition qu'il faut attribuer la faiblesse et la mort prématurée d'un certain nombre d'enfants qui viennent à terme.

Lorsqu'au contraire le fœtus naît vivant, nous pensons, comme M. Marty, qu'il faut mettre en cause l'accumulation d'acide carbonique dans le sang et qu'il n'y a rien de mieux à faire que de s'appuyer sur les expériences de M. Brown-Séquard. Voici les plus importantes :

Exp. I. — Séparant chez une chienne ou chez une lapine près de mettre bas, l'utérus de toutes ses connexions avec le système nerveux central et injectant ensuite du sang noir par l'aorte, il a vu toujours des contractions de l'utérus et souvent l'expulsion d'un ou de plusieurs fœtus. En remplaçant le sang noir par du sang rouge, les contractions cessaient. Il a observé que la propriété spéciale de la stimulation exercée par le sang noir est de produire des contractions intermittentes (1).

Exp. II. — Sur deux femelles de lapin près de mettre bas environ (deux

(1) Comp. rend. de l'Ac. des sc., t. XLV, 1857.

ou trois jours avant terme), j'ouvris l'abdomen, et dans l'une j'injectai dans l'aorte du sang artériel de chien, défibriné par le battage, puis chargé d'acide carbonique, pendant que sur l'autre on injectait aussi par l'aorte du sang veineux du même chien défibriné aussi, mais moins chargé d'acide carbonique. Au bout de deux minutes l'utérus de la première lapine commença à se contracter, et ses contractions après trois minutes avaient déjà expulsé un fœtus ; quatre minutes plus tard, deux autres fœtus avaient été chassés de la cavité utérine. L'utérus de la seconde lapine, qui recevait le sang veineux ne commença à se contracter qu'après cinq minutes, et dix minutes après il n'avait expulsé qu'un seul fœtus. L'expérience fut alors modifiée : les deux lapines furent asphyxiées, et il y eut alors chez toutes deux une expulsion de deux fœtus de plus ; en totalité cinq chez la première, trois chez la seconde. « Il ressort de cette expérience, conclut l'éminent physiologiste que le pouvoir excitateur du sang réside bien dans l'acide carbonique qu'il contient, et que le sang artériel peut avoir ce pouvoir à un plus haut degré que le sang veineux, si on l'a chargé d'acide carbonique, de façon qu'il en contienne plus que ce dernier sang (1).

Voici une troisième expérience encore plus concluante :

Exp. III. — M. Brown-Séquard lie la trachée-artère d'une lapine pleine. Après huit ou dix secondes d'asphyxie commencée, des contractions se manifestent dans l'utérus ; la ligature est enlevée, les contractions cessent, elle est appliquée de nouveau, et les contractions reparaissent.

Sans doute il ne faudrait pas donner à ces expériences une importance trop considérable et conclure, comme l'a fait M. Brown-Séquard, que toujours le travail de l'accouchement est dû au léger excès d'acide carbonique qui existe toujours dans le sang à la fin de la grossesse et qui viendrait susciter la contraction utérine. Dans l'accouchement normal, il est plus naturel, comme Power, d'attribuer le principal rôle au tiraillement et à l'irritation continuelle que les parties fœtales exercent sur les fibres circulaires du col de l'utérus, mais dans les cas qui nous occupent,

(2) Brown-Séquard. Journ. de phys., t. I, 1858.

comme l'acide carbonique est en grand excès dans le sang,
les conditions nous semblent tout à fait analogues à celles
où se plaçait M. Brown–Séquard au moment où il faisait ses
expériences.

Il existe enfin une troisième catégorie de faits où il
n'existe pas, chez la mère, de troubles notables de l'hématose, et pourtant l'expulsion du fœtus s'effectue dans les
quatre ou cinq premiers mois de la grossesse. Cela est assez
difficile à expliquer, mais lorsqu'on pense que, même en
dehors de la grossesse, les congestions et les hémorrhagies
utérines sont un phénomène assez commun chez les femmes
atteintes de maladies organiques du cœur, on ne peut
s'empêcher de croire qu'en pareil cas l'expulsion de l'œuf
est dû à une hémorrhagie utéro-placentaire et à un décollement du placenta, ou bien à la stase prolongée du sang
veineux dans les sinus utérins.

CHAPITRE IV

TRAITEMENT.

Avant de parler du traitement proprement dit, disons tout d'abord qu'on doit conseiller à une femme atteinte de maladies du cœur d'éviter de devenir enceinte et par conséquent de se soustraire aux tentations du mariage. Sans doute, pour beaucoup de femmes, c'est là une nécessité bien cruelle, et le plus souvent elles ne tiendront pas compte du conseil du médecin, mais, afin de mettre sa responsabilité à couvert, il est bon de les prévenir qu'elles s'exposent à des dangers sérieux, et dès qu'elles seront devenues enceintes, il faudra leur recommander avec soin d'éviter les émotions, les fatigues, les changements brusques de température, les écarts de régime, enfin toutes les causes qui peuvent amener l'asystolie ou seulement l'enrayement passager de la circulation pulmonaire. Il va sans dire que le pronostic sera d'autant plus grave que la lésion affecte l'orifice mitral, qu'il y a déjà eu des grossesses antérieures, qu'enfin l'état général de la malade est moins satisfaisant.

Traitement médical. — S'il ne s'agit plus de conseils à donner mais de secours à administrer, la situation est différente suivant qu'on se trouve en présence d'accidents subits et pour ainsi dire aigus de congestion pulmonaire, ou bien qu'on a à faire à une malade qui souffre depuis longtemps et dont l'état s'aggrave de jour en jour. Les congestions pulmonaires et le catarrhe suffocant doivent être combattus d'une façon prompte et énergique; les moyens sont ceux qu'on emploie chez les cardiaques en général, seulement ici les besoins sont plus pressants ; on recourra aux ventouses sèches appliquées en grand nombre, au marteau de Mayor, aux expectorants et, enfin, à la saignée, qui dans certains cas a pu produire une véritable résurrection ; ce dernier moyen ne devra pourtant être employé que dans des circonstances tout à fait spéciales. Quant à l'impuissance cardiaque et aux troubles de la circulation générale, il faudra leur opposer la digitale, les révulsifs et plus rarement les dérivatifs intestinaux.

Traitement obstétrical. — Si les accidents se manifestent à l'occasion du travail, quand même celui-ci paraîtrait facile, une autre indication se présente : il faut suivre l'exemple de Robert Lee et d'Heinrich Fritsch, et provoquer, comme Cazeaux en a d'ailleurs lui-même donné le conseil, la terminaison artificielle de l'accouchement. C'est là un point sur lequel tout le monde est d'accord, il faut faciliter le travail de la nature et soustraire la malade le plus tôt possible au danger qui la menace ; mais la question devient plus délicate lorsqu'il s'agit de savoir s'il y a des cas où l'on est autorisé à pratiquer l'*accouchement prématuré*.

Commençons par dire qu'il ne saurait être question d'accouchement prématuré lorsqu'on affaire à ces congestions pulmonaires avec hypersécrétion bronchique, qui surviennent d'une façon soudaine ; en pareil cas, quand même la vie de la femme serait menacée gravement dans son existence, les accidents ont une marche trop rapide pour qu'on puisse songer à une déplétion utérine. Lorsque l'asphyxie survient au contraire d'une façon lente et progressive, ou bien que les accès de suffocation se reproduisent souvent, on peut et on doit agiter la question de l'accouchement prématuré, afin de mettre un terme à la marche toujours croissante des accidents.

Les faits cliniques qui justifient la provocation de l'accouchement sont de deux sortes : ceux où un accouchement prématuré accidentel est venu fortuitement soustraire la malade au danger qui menaçait son existence, et ceux où une provocation artificielle a eu un résultat plutôt heureux que défavorable. Les premiers sont déjà très-nombreux et nous les avons fait connaître dans le courant de notre travail, les seconds sont si rares qu'il n'y en a encore que trois qui aient été publiés, et ils sont loin d'avoir tous la même valeur.

O BS. XXV. — Accouchement provoqué à sept mois et demi pour une maladie de cœur compliquée des plus graves accidents ; succès pour la mère et l'enfant, par le D^r Ch. Debreuil, de Bordeaux fUnion médicale, février 1854).

Madame D..., âgée de 32 ans, a toujours été bien réglée. Mariée à l'âge de 23 ans, elle a eu deux grossesses qui ne présentent rien d'anormal. Après son second accouchement, à 25 ans, elle a eu une hémorrhagie très-forte, et, depuis ce moment, resta très-pâle. Depuis deux ans, madame D... éprouve des palpitations si violentes qu'elles produisent parfois des syncopes. Le 10 mai 1858, la menstruation se fait pour la dernière fois. A la fin du mois d'août, la physionomie est triste, d'une blancheur jaunâtre, le corps amaigri, le pouls petit, à 80°, l'appétit presque nul, la digestion laborieuse, les potages seuls ne sont pas vomis, l'oppression et la dyspnée empêchent le sommeil. La malade tousse, surtout le matin, et rend des crachats sanguinolents, quelquefois du sang pur. Le soir, elle a plus de chaleur à la peau et le matin elle transpire. Les palpitations ont considérablement augmenté et produisent beaucoup plus souvent des syncopes assez longues. L'auscultation de la région précordiale donne les signes évidents d'une hypertrophie du cœur ; celle des organes respiratoires démontre de la matité sur les parties antérieures et sous-claviculaires. On constate des râles muqueux et crépitants pendant l'inspiration ; il n'y a ni œdème, ni diarrhée. Au mois de septembre, l'oppression augmenta encore, la toux est incessante. Le 3 décembre, Mme D..., enceinte de six mois et demi, est pris d'une céphalalgie très-violente pendant trois jours. Les vomissements, les selles, les syncopes se répètent, la malade ne se lève plus. Le 10 décembre la face est bouffie, les pieds et les jambes, les mains et les poignets sont très-enflés, les urines très-albumineuses. Les membres et la face sont agités par des mouvements nerveux. Le 1er janvier, elle est beaucoup plus oppressée, se tient assise dans un fauteuil et vomit continuellement. Céphalalgie frontale très-vive, pouls à 130, déprimé ; peau brûlante, puis froide, extrémités inférieures très-enflées ; léger délire.

M. Dubreuilh provoque l'accouchement le 6 et retire par la version un enfant vivant. Immédiatement après la déplétion, une syncope fait craindre la mort ; la perte est modérée. Le 7, légers mouvements convulsifs, pouls plus fort, à 125, dyspnée beaucoup moindre, la toux cesse. Le 8, vomissements et frisson ; ballonnement du ventre. Le 10, Mme D... peut dormir complètement étendue. Depuis six jours, tous les accidents se dissipent. Le 26, Mme D... peut être portée sur un fauteuil ; la digestion est bonne, le pouls à 80, le sommeil bon. Le 1er février, elle part à la campagne. Les battements de cœur persistent.

Obs. XXVI. — Maladie de cœur ; asphyxie par l'écume bronchique chez une femmr enceinte ; accouchement provoqué avec succès. (1).

Une femme de 37 ans, casquetière, la nommée Deltheil (Catherine), était entrée à l'hôpital Saint-Antoine, dans le service de Aran, le 5 juin, salle Sainte-Thérèse, lit n° 21, pour une gêne de la respiration qui, depuis trois mois, l'empêchait de se livrer à aucun travail suivi. Cette femme était enceinte pour la quatrième fois et de six mois environ. Les trois premiers mois de sa grossesse s'étaient parfaitement bien passés ; mais, depuis trois mois, elle avait été prise de palpitations et d'étouffements ; elle avait eu, dans le courant du quatrième mois, deux crachements de sang. Enfin, trois semaines avant son entrée à l'hôpital, elle avait été prise, au milieu de la nuit, d'un accès de suffocation très-violent, dans lequel elle avait rendu une grande quantité d'écume bronchique et qui avait duré une heure et demie.

Ce n'était, du reste, pas la première fois que des accidents analogues s'étaient montrés chez cette femme. Dans sa première grossesse, en 1847, elle avait éprouvé une oppression qui l'arrêtait quelquefois tout à coup au milieu de ses occupations et qui, la nuit, l'obligeait à rester assise dans son lit ; elle avait fait une fausse couche à six mois et demi. La seconde grossesse avait été accompagnée de vomissements répétés et, plus tard, il était survenu des accès de suffocation qui se révélaient toutes les fois que la malade voulait se livrer à la marche ou à tout autre exercice violent ; seconde fausse couche à huit mois. Enfin si, à sa troisième grossesse, la malade

(1) Colnenne, thèse de Paris, 1872.

était arrivée à terme, ce n'avait pas été sans accidents ; les vomissements s'étaient prolongés pendant trois mois, mais la suffocation avait été moindre et les accès de dyspnée plus rares.

Cette femme avait eu d'autres maladies : une bronchite capillaire, une fluxion de poitrine, un rhumatisme articulaire, le choléra morbus. Naturellement gênée de la respiration, elle avait été traitée pour une maladie de cœur ; aussi sa constitution portait-elle l'empreinte d'une grande détérioration. Elle était très-amaigrie, son teint était jaunâtre et les pommettes couvertes d'arborisations vasculaires très-fines ; la respiration était assez gênée, les battements du cœur précipités et les bruits voilés par des râles sibilants et sonores. Néanmoins, rien dans l'état de cette femme ne semblait indiquer l'invasion d'accidents aussi graves que ceux qui devaient se montrer le lendemain matin.

Tout d'un coup, elle fut prise d'anxiété respiratoire, accompagnée de sécrétion de mucus écumenx dans les bronches, et, en une heure, elle remplit six énormes crachoirs d'une écume rougeâtre et sanglante. Bientôt, à la toux quinteuse et saccadée qui amenait l'évacuation de ce mucus, succédèrent des symptômes d'asphyxie, et, à la visite du matin, une heure après le début des accidents, M. Aran la trouva assise dans son lit, la tête fortement relevée par des oreillers, la face et les extrémités froides et cyanosées, la respiration haute et précipitée, le pouls misérable et presque insensible, une écume sanglante s'écoulait incessamment par l'une des commissures labiales, par une espèce de regurgitation et presque sans aucun effort de la malade. Les sinapismes et les manuluves avaient été employés sans succès ; la sœur et les assistants la regardaient comme morte ; la malade elle-même demandait d'une voix éteinte qu'on la laissât mourir, tant elle souffrait de son anxiété respiratoire.

Par une inspiration heureuse, M. Aran songea au marteau de Mayor et fit quinze brûlures sur la poitrine, à la région épigastrique et le long des attaches du diaphragme. La malade parut se réveiller, elle ouvrit de grands yeux étonnés ; le pouls redevint plus fort à la radiale, et la régurgitation sembla plus active. Une dose d'ipéca et de tartre stibié (1 gramme 50 de l'un et 10 centigr. de l'autre), une potion vomitive au sulfate de cuivre (sirop d'ipéca, 150 grammes ; poudre d'ipéca, 4 grammes ; sulfate de cuivre, 1 gramme), furent administrés dans les premières heures qui suivirent cette opération. Une seconde application des marteaux fut faite par l'interne du service quatre heures après, et quinze brûlures furent pratiquées ainsi sur la partie antérieure et postérieure de la poitrine. Novvelle application du marteau et treize brûlures quatre heures après la seconde.

Chacune de ces applications fut suivie d'une amélioration marquée, néanmoins, ce fut seulement à partir du moment où la malade eut rendu par le vomissement une grande quantité de mucus écumeux, à dix heures du soir, qu'elle fut véritablement hors de danger.

La nuit fut calme et la malade put prendre un peu de repos, aussi, le lendemain, était-elle dans un état bien différent ce celui de la veille ; la face était naturelle, la peau chaude, le pouls relevé, l'oppression médiocre, cepen'ant, comme il restait dans la poitrine des râles en abondance, M. Aran crut devoir prescrire un éméto-cathartique et un lavement purgatif. Ces moyens débarrassèrent les bronches, et le 9 juin, la respiration était libre, il ne restait plus de râles. Malheureusement, les jours suivants, la sécrétion se reproduisit et, malgré les vomitifs, les râles ne disparurent jamais que pour un jour ou deux, de sorte que la malade fut bientôt reprise de gêne de la respiration et obligée de rester assise sur le bord de son lit pour pouvoir respirer et surtout pour pouvoir dormir.

Le 13 juin, cette femme annonça à M. Aran que depuis quatre jours elle ne sentait plus remuer son enfant, et l'auscultation vint confirmer l'assertion de la malade. Dès ce moment M. Aran songea à la nécessité de l'accouchement provoqué, seulement il crut devoir attendre les efforts de la nature, tant que l'état de la malade n'inspirerait pas de craintes plus sérieuses. Cette circonstance lui parut se présenter, le 22 juin. Dans la nuit précédente, la malade avait été très-agitée, avait beaucoup toussé et expectoré des mucosités écumeuses en grande abondance ; la respiration était précipitée, la poitrine remplie de râles, les membres inférieurs et la vulve fortement œdématiés.

Après s'être bien assuré que le fœtus était mort, M. Aran introduisit dans le vagin, en le guidant sur le doigt index de la main gauche, une sonde utérine ordinaire. Le col était ramolli et entr'ouvert, aussi la pénétration de la sonde ne rencontra-t-elle aucune difficulté et ne produisit-elle aucune douleur. M. Aran la fit pénétrer jusqu'à la couche qui indique la profondeur de la cavité utérine et la retira après une ou deux minutes sans aucune autre manœuvre ; elle était tachée de sang. Néanmoins, il ne survint, ni écoulement sanguin, ni écoulement aqueux, et les petites douleurs qui s'étaient montrées un quart d'heure ou une demi-heure après l'opération avaient disparu dans l'après-midi. La nuit fut très-bonne, et le 23, rien n'annonçait que le travail fût sur le point de s'établir. M. Aran commençait donc à regretter de n'avoir pas fait un décollement plus étendu ou de n'avoir pas ponctionné les membranes ; mais dans la soirée, vers dix heures, après une journée assez inquiète et assez agitée, les douleurs s'établirent d'abord sourdes, puis de plus en plus vives, et à une heure du matin, la malade avait avorté d'un fœtus bien développé, mais dont la coloration rouge-brunâtre, et le décollement de l'épiderme en beaucoup de points, ne pouvaient laisser de doutes sur la mort déjà ancienne.

Dès que l'utérus fut débarrassé des produits de la conception, la malade se trouva soulagée et elle put dormir deux heures, couchée sur le dos. Néanmoins, le lendemain, elle avait repris sa position assise sur le bord de son lit. A la visite du matin, le 24 juin, elle se trouva très-fatiguée, mais l'essoufflement était moindre, la face plus calme, et il y avait un mieux très-sensible. Le 25, cet état de calme se maintenait et la malade commençait à avoir de l'appétit. Le sommeil reparaissait et la gêne de la respiration était beaucoup moindre. Tout devait faire espérer, par conséquent, que la malade ne tarderait pas à entrer en convalescence, après avoir échappé deux fois aux accidents les plus graves, quand, dans la journée du 26, une congestion pulmonaire, plus brusque et plus intense, l'emporta en quelques heures.

Quel que soit dans le cas précédent la cause de la mort, retenons toujours que l'accouchement a produit un soulagement.

M. Duroziez a aussi rapporté dans son mémoire un autre cas de maladie de cœur où l'accouchement prématuré n'a donné aucune amélioration, mais ici la malade se trouvait depuis longtemps en proie à des accès de suffocation très-intenses ; par conséquent on a perdu les avantages de la provocation en attendant que l'épuisement eût été porté au dernier degré.

Parce que l'accouchement prématuré n'a été tenté que deux ou trois fois, il ne faudrait pas en conclure qu'il y ait peu d'accoucheurs qui soient disposés à accepter cette pratique. La plupart des auteurs qui ont traité ce sujet, Dehous, Jacquemier, Joulin, Cazeaux, ne disent pas qu'ils aient eu occasion de recourir à l'accouchement prématuré, mais tous en admettent la légitimité dès que les jours de la mère se trouvent menacés. Dans sa thèse d'agrégation, M. de Soyre formule le principe suivant, applicable à tous les cas sans exception : toutes les fois que dans le cours d'une grossesse, la mère est prise d'accidents graves qui menacent sa santé, si l'enfant a dépassé le terme de sept mois ou mieux sept mois et demi, l'accoucheur est autorisé à pratiquer l'accouchement prématuré artificiel. M. Peter, de son côté, à l'occasion d'un fait que je n'ai pu relater plus haut et en présence du résultat déplorable de l'expectation, a regretté ne pas être intervenu d'une façon plus active, en provoquant l'expulsion des deux fœtus. Enfin, M. Depaul lui-même qui, à moins d'une nécessité bien démontrée, n'aime point recourir aux moyens artificiels, se disposait chez la femme Mercier à provoquer l'accouchement avant terme, lorsque la nature est venue heureusement le délivrer de ce soin.

Tout le monde adopte donc en principe l'idée d'une intervention obstétricale, mais, quand même la grossesse aurait dépassé sept à sept mois et demi, en général on ne veut recourir à l'accouchement prématuré, que lorsque la vie de la mère est menacée d'une façon immédiate ; eh bien, je crois qu'on devrait faire un pas de plus et abréger la période expectante. A attendre trop longtemps on s'expose à voir la mère et l'enfant périr d'un moment à l'autre, soit d'une façon subite, soit par les progrès de l'asphyxie ; ou bien il arrive que la malade, même débarrassée d'une façon accidentelle ou naturelle du produit de la conception, n'éprouve qu'un soulagement momentané et tombe dans une sorte de collapsus dont elle ne se relève plus. Ajoutons que si la mort ne survient pas, il est bien rare qu'un travail exagéré, comme celui que la grossesse, impose à un cœur déjà malade et au-dessous de sa tâche, n'ait pas toujours pour effet d'abréger l'existence de la femme, soit en aggravant les lésions anatomiques, soit en hâtant le moment où l'asystolie cardiaque s'établira d'une façon définitive. D'ailleurs à quoi bon tergiverser, pour peu que l'insuffisance de l'hématose se prolonge chez la mère pendant quelques jours ou quelques semaines, il est presque certain que l'enfant viendra mort-né ou que dans tous les cas il ne fournira pas une longue carrière ; par conséquent, dans l'intérêt de l'enfant comme de la mère, si la grossesse a dépassé sept mois, si les symptômes généraux s'aggravent progressivement ou que des accès de congestion pulmonaire et de suffocation se répètent à de fréquents et courts intervalles ; si, à plus forte raison, l'albumine qui apparaît dans l'urine annonce une complication rénale ou que les signes d'auscultation révèlent un état de souffrance chez le fœtus, il faut se hâter de provoquer l'accouchement.

Si les accidents se présentaient dans le courant du quatrième ou sixième mois, serait-il permis de pratiquer l'*avortement*? Cette question est plus délicate, car si l'enfant est vivant, comme l'avortement a toujours pour effet de le tuer, il est évident qu'il n'est permis d'en venir à un moyen aussi extrême que si la mère est menacée dans son existence d'une façon pour ainsi dire immédiate ; or, s'il est vrai qu'on ne doive intervenir qu'à la dernière extrémité, on comprend qu'une opération, aussi tardive, est le plus souvent inutile. Pendant longtemps encore, je suis donc convaincu qu'on n'osera recourir à l'avortement ; on ne serait autorisé à agir différemment que si l'on arrivait à montrer d'une façon précise que l'asphyxie maternelle, à un certain degré, et prolongée pendant un certain temps, a toujours pour effet ou de tuer l'enfant, ou de ne lui permettre qu'une existence extra-utérine tout à fait précaire.

CONCLUSIONS.

1° Pendant la gestation, il existe toujours une hypertrophie physiologique du ventricule gauche.

2° Sous l'influence de la grossesse, il peut se développer une hypertrophie pathologique, de la myocardite, et enfin de l'endocardite chronique, aiguë ou suraiguë. L'endocardite ulcéreuse, au moins lorsqu'elle s'accompagne de phénomènes septiques, est sous la dépendance de l'infection puerpérale ; quant à l'endocardite simple, elle est due en grande partie à l'augmentation de pression que les valvules ont à subir par suite de l'hypertrophie du ventricule.

3° Pendant la gestation, il se produit souvent chez les femmes déjà atteintes de maladies du cœur des congestions pulmonaires intenses, accompagnée de catarrhe suffocant, ou bien des accidents qui, tels que la dyspnée, l'œdème, les palpitations, traduisent d'une façon plus ou moins complète l'asystolie cardiaque.

Une femme atteinte de maladies organiques du cœur ne doit pas, par conséquent, se mettre dans le cas de faire des enfants.

4° En revanche, chez les femmes cardiaques, la gestation est souvent entravée et l'on voit survenir facilement l'avortement et l'accouchement prématuré. Ces accidents doivent être rapportés au trouble de la circulation maternelle, à l'accumulation de l'acide carbonique dans le sang, et enfin et à des hémorrhagies utéro-placentaires.

5° Il est à désirer que l'avortement et l'accouchement prématuré soient pratiqués plus fréquemment qu'ils ne l'ont été jusqu'à ce jour.

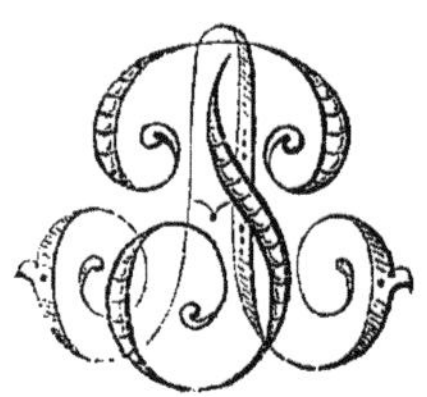

www.ingramcontent.com/pod-product-compliance
Ingram Content Group UK Ltd.
Pitfield, Milton Keynes, MK11 3LW, UK
UKHW021443090726
13657UKWH00003B/1184